上海市医药卫生系统科研成果选编（2018）

The Achievement of Medical and HygienicScience Research in Shanghai

上海市卫生健康委员会

上海市卫生和健康发展研究中心（上海市医学科学技术情报研究所）

组 编

主　编　金春林

副主编　丁汉升

编　委　（按姓氏笔画排序）

丁汉升

王剑萍

牛玉宏

张　勘

金春林

倪元峰

U0377126

复旦大学出版社

图书在版编目(CIP)数据

上海市医药卫生系统科研成果选编.2018/金春林主编. —上海：复旦大学出版社，2020.4
ISBN 978-7-309-14949-4

Ⅰ.①上…　Ⅱ.①金…　Ⅲ.①医药学-科技成果-汇编-上海-2018　Ⅳ.①R-125.5

中国版本图书馆 CIP 数据核字(2020)第 043015 号

上海市医药卫生系统科研成果选编.2018
金春林　主编
责任编辑/王　瀛

复旦大学出版社有限公司出版发行
上海市国权路 579 号　邮编：200433
网址：fupnet@ fudanpress.com　http://www.fudanpress.com
门市零售：86-21-65102580　团体订购：86-21-65104505
外埠邮购：86-21-65642846　出版部电话：86-21-65642845
当纳利(上海)信息技术有限公司

开本 787×1092　1/16　印张 15　字数 355 千
2020 年 4 月第 1 版第 1 次印刷

ISBN 978-7-309-14949-4/R·1802
定价：80.00 元

前　　言

　　《上海市医药卫生系统科研成果选编》由上海市卫生健康委员会科教处和上海市卫生和健康发展研究中心(上海市医学科学技术情报研究所)于1975年合作创办。该书主要收录刊登上海市医药卫生系统年度获奖科研成果以及上海市卫生健康委员会等有关部门组织鉴定通过的上海地区医药卫生科研成果,是一本供科研人员和科管部门查阅、了解和分析上海市各级医疗卫生单位科技成果的实用工具书。该书既反映了上海地区医药卫生系统科研的发展趋势及综合水平,也为促进交流和推广应用起到了咨询和指南作用。

　　2018年度成果选编收录的获奖成果包括由上海市医药卫生系统单位牵头或合作完成,获得国家科学技术奖、中华医学科技奖、上海市科学技术奖和上海医学科技奖的科研成果。

　　收录的上海市医药卫生系统科研成果鉴定项目共8项,均为临床医学研究成果。

　　在此向提供相关信息和内容的单位和个人表示衷心感谢!

上海卫生健康委员会科教处

上海市卫生和健康发展研究中心

(上海市医学科学技术情报研究所)

2019年11月1日

目　　录

2018 年上海市医药卫生系统荣获上海市科学技术奖科研项目

2018 年上海市医药卫生系统荣获（第十七届）上海医学科技奖获奖项目

上海医学科技奖三等奖

上海医学科技成果推广奖

2018 年上海市医药卫生系统科学技术研究成果鉴定项目

临床医学研究课题

2018 年

上海市医药卫生系统

荣获国家科学技术奖科研项目

2018 年度国家科学技术进步奖获奖（上海市医药卫生系统项目列表）

二等奖（通用项目）

项目名称	主要完成人				完成单位
胃肠癌预警、预防和发生中的新发现及其临床应用	房静远 陈豪燕 熊 华	陈萦晅 李晓波 陈慧敏	洪 洁 曹 晖	许 杰 高琴琰	上海交通大学医学院附属仁济医院
淋巴瘤发病机制新发现与关键诊疗技术建立和应用	赵维莅 叶 静 沈 杨	陈赛娟 李军民 程 澍	王 黎 沈志祥	黄金艳 陆一鸣	上海交通大学医学院附属瑞金医院
儿童肝移植关键技术的建立及其临床推广应用	夏 强 孔晓妮 李凤华	张建军 陈其民 徐宇虹	李 敏 王 莹	许建荣 王祥瑞	上海交通大学医学院附属仁济医院、上海交通大学医学院附属上海儿童医学中心
基于听觉保存与重建关键技术的听神经瘤治疗策略及应用	吴 皓 杨 军 黄 琦	张力伟 张治华 袁亦金	钟 平 贾 欢	汪照炎 邹 静	上海交通大学医学院附属新华医院、上海交通大学医学院附属第九人民医院、首都医科大学附属北京天坛医院、复旦大学附属华山医院,上海海神医疗电子仪器有限公司
眼睑和眼眶恶性肿瘤关键诊疗技术体系的建立和应用	范先群 葛盛芳 宋 欣	贾仁兵 李 斌 范佳燕	赵军阳 张 赫	张 靖 徐晓芳	上海交通大学医学院附属第九人民医院,首都医科大学附属北京儿童医院、广州市妇女儿童医疗中心、上海交通大学
基于整体观的中药方剂现代研究关键技术的建立及其应用	张卫东 詹常森 谢 宁	周俊杰 李 勇 林艳和	施海明 姜 鹏	柳润辉 罗心平	中国人民解放军第二军医大学、上海和黄药业有限公司、复旦大学附属华山医院、江西青峰药业有限公司、健民药业集团股份有限公司、通化白山药业股份有限公司、云南生物谷药业股份有限公司
肾癌外科治疗体系创新及关键技术的应用推广	王林辉 吴震杰 杨 富	孙颖浩 孙树汉 时佳子	曲 乐 刘 冰	杨 波 徐 红	中国人民解放军第二军医大学、中国人民解放军南京军区南京总医院

胃肠癌预警、预防和发生中的新发现及其临床应用

主要完成人 房静远 陈萦晅 洪 洁 许 杰 陈豪燕 李晓波 曹 晖
高琴琰 熊 华 陈慧敏

完 成 单 位 上海交通大学医学院附属仁济医院

内容简介:

胃癌和大肠癌发生率高,且中晚期患者病死率居高不下,对其发生、发展的预警和预防至关重要。各种肿瘤相关基因的表达及其表观遗传调控异常和相关信号通路的异常激活及肠道菌群紊乱等是其发生、发展的重要机制。既往欠缺以肠道菌群、表观遗传和信号通路为切入点的胃肠癌发生、发展和转归的预警标志-预防策略及相关发生机制的研究。因此,该项目研究意义重大。

项目组通过 3 个临床队列研究,证明了大肠癌手术标本核梭杆菌高含量预示化疗耐药、易复发及预后差;以通讯作者发表于 *Cell* 期刊的论文获该刊同期专家述评,*Science* 期刊 3 篇研究论文和 *Nature* 期刊的专家评述均正面引用和部分验证了该结果;首先提出了"胃龄"概念;证实了低膳食纤维、粪便短链脂肪酸低含量及产丁酸盐菌减少和粪便共生梭菌高含量可早期预警大肠癌及癌前疾病腺瘤。项目组首次通过多中心前瞻性随机对照研究证明了叶酸可预防 50 岁以上人群大肠腺瘤的发生,并且系统阐释了胃肠癌发生中非编码 RNA 等表观遗传修饰及 OCT1 - Synbindin - ERK 等通路的重要作用机制。

项目组以通讯作者发表 SCI 收录论文 170 篇,总影响因子 773 分,超过 10 分者 8 篇;被他引 2 604 次。5 项国家发明专利获授权;成果为超过 60 家大型医院应用,并被纳入相关临床共识意见中超过 20 次;牵头制订了 4 次《中华医学会的共识意见》;被参考编入全国本科统编教材。

淋巴瘤发病机制新发现与
关键诊疗技术建立和应用

主要完成人 赵维莅 陈赛娟 王 黎 黄金艳 叶 静 李军民 沈志祥
　　　　　　陆一鸣 沈 杨 程 澍

完成单位 上海交通大学医学院附属瑞金医院

内容简介：

淋巴瘤是起源于淋巴造血系统的恶性肿瘤。主要特点：①属于全身性疾病，几乎可侵犯到人体任何组织和器官；②具有高度异质性，不同病理类型和分期疗效差别很大。

诊断和治疗主要难点在于：①未建立适合中国患者的分子分型体系，给诊断和治疗带来巨大不确定性；②化疗耐药发生机制不明和靶向治疗手段匮乏，常使治疗陷入无计可施的窘境。该项目历时 16 年，在国家"863"、国家自然基金委重大重点项目支持下，扎根基础，紧扣临床，取得一系列重大创新成果。

1. 聚焦中国高发侵袭性淋巴瘤，创建分子分型新体系。揭示弥漫大 B 细胞淋巴瘤（DLBCL）的 4 类钙信号分子异常、外周 T 细胞淋巴瘤（PTCL）Ras 相关系列 miRNAs，以及以 NK/T 细胞淋巴瘤（NKTCL）胆碱代谢为主的特征性代谢谱的关键作用机制。在此基础上，创建适合中国患者的分子分型体系，完善淋巴瘤精准病理分子诊断新技术；牵头完成中国首个 DLBCL 免疫化疗的前瞻性多中心随机临床研究和国际首个 NKTCL 针对代谢组学异常的靶向治疗临床研究，患者 2 年无进展生存率分别提升 10% 和 16%；主持编写了中国第一个《DLBCL 诊治指南》，提升了中国淋巴瘤规范化诊疗水平。

2. 紧扣淋巴瘤细胞生物学行为，发现化疗耐药的新靶点。发现端粒重复结合因子（TRF2）和端粒蛋白异常高表达与化疗等外界应激状态下细胞老化密切相关；发现分化相关转录因子阳性调控区锌指蛋白 I 的重要异构型 PRDM1β 是诱发化疗耐药的新靶点，原创性地设计小干扰 RNA，增加了淋巴瘤细胞对化疗敏感性；发现凋亡相关 c-FLIP 和 BCL-XL 是淋巴瘤的化疗耐药预警新指标，并阐明其上游的关键细胞信号通路，为淋巴瘤化疗增敏提供新方向。

3. 针对淋巴瘤致病关键信号通路,应用靶向治疗新策略。建立联合组蛋白去乙酰化酶抑制剂和蛋白酶体抑制剂等靶向药物的淋巴瘤促凋亡靶向治疗新方案,已应用于包括淋巴瘤在内的多种淋巴细胞恶性疾病的治疗;首次报道二甲双胍显著促进淋巴瘤自噬,并成功转化为临床预防 DLBCL 复发的靶向治疗新药物;证实天然产物毛蕈乙素和黄连素的靶向治疗作用,制备小复方制剂芩黄合剂临床治疗中高危 DLBCL;揭示肿瘤血管诱发的肿瘤"基质"促癌性可被血管靶向药物成功阻断,提供淋巴瘤血管靶向治疗新思路,成果被纳入《NK 和 T 细胞肿瘤国际预后评价体系和诊治指南》。

发表论文 680 篇,总被他引 6 191 次。其中 *Nat Rev Genet*、*Cell*、*Blood*、*Leukemia* 期刊等 SCI 收录论文 122 篇,总影响因子 877.5 分,被他引 3 022 次,被 *N Engl J Med* 等权威期刊专文述评和正面评价,受 *Nat Rev Genet* 和 *Leukemia* 期刊主编特邀撰写专家综述。主编(译)专著 12 部,主持制定《淋巴瘤指南》共识 8 项,国家发明专利授权 4 项。获教育部科技进步一等奖、自然科学一等奖等省部级奖项 7 项。主办国际学术会议 8 次,作为国家血液学继续教育培训基地,共计培训专业人员 7 000 余人次,成果推广覆盖至全国 24 个省、市,超过万例患者从中获益。

儿童肝移植关键技术的
建立及其临床推广应用

主要完成人 夏　强　张建军　李　敏　许建荣　孔晓妮　陈其民　王　莹
王祥瑞　李凤华　徐宇虹

完成单位 上海交通大学医学院附属仁济医院、上海交通大学医学院附属上海
儿童医学中心

内容简介：

中国每年新发儿童终末期肝病近万例，病死率高达 90%，肝移植是唯一有效的治疗手段。然而，由于儿童肝移植尤其是婴幼儿肝移植（约占 70%）手术难度大，术后管理复杂。该项目开展前中国内地儿童肝移植开展少、疗效差，绝大多数患儿因此夭折。

项目组历时 11 年，攻克多个外科技术难点，建立国际首个全年龄段儿童肝移植供肝选择标准与获取技术体系，解决狭窄门静脉重建世界性难题，建立系统供肝血管吻合技术规范，制定儿童肝移植术后免疫抑制剂使用和感染防控的"中国标准"，从而建立了一套适合中国儿童群体的肝移植关键技术体系。

项目组建成了国内最大的儿童肝移植中心，单中心年完成例数连续 5 年位居世界首位，术后 1 年和 5 年生存率分别为 91.0% 和 89.3%，高于欧、美、日、韩等国家报道。发表论文 334 篇，SCI 收录 148 篇，总影响因子 559.2 分，10 分以上论文 5 篇，单篇最高 29.9 分，被他引 2 072 次。主持或参与制定相关指南 5 部，成果在全国 42 家三甲医院推广应用，使中国儿童肝移植年例数提高 16 倍，术后 5 年生存率提升近 20%，推动中国儿童肝移植跻身世界先进行列。

基于听觉保存与重建关键技术的
听神经瘤治疗策略及应用

主要完成人 吴 皓 张力伟 钟 平 汪照炎 杨 军 张治华 贾 欢
邹 静 黄 琦 袁亦金

完成单位 上海交通大学医学院附属新华医院、上海交通大学医学院附属第九
人民医院、首都医科大学附属北京天坛医院、复旦大学附属华山医
院、上海海神医疗电子仪器有限公司

内容简介：

听神经瘤是颅底桥小脑角区最常见的良性肿瘤，占该区肿瘤的 80％～90％。常见症状有听力下降、眩晕、耳鸣等，早期可因症状轻微易被忽略；而肿瘤增大后会导致听觉通路、脑干的严重损伤，危及生命。由于肿瘤接近脑干并与重要脑神经及血管关系密切，手术难度极大，手术治疗的死亡率及致残率曾经一度较高，是公认的疑难杂症。

吴皓教授及其团队历经 20 多年的系列研究，以听神经瘤临床诊疗关键问题作为切入点，通过颞骨显微解剖研究和回顾性临床分析，创新手术径路及术中操作技术，规范手术径路的适应证，使任意大小的肿瘤能被安全切除，手术死亡率及颅脑并发症率大幅度下降；通过建立面神经-肿瘤空间关系术前评估方案，应用术中面神经监护及显微操作技术，使得术后面瘫发生率显著降低。

同时，项目团队还对始终困扰耳科学及耳神经外科学领域的一个世界性难题进行攻关，即听神经瘤患者听觉功能的保留与重建。该团队通过建立国际上最大规模的听神经瘤生物样本库，对听神经瘤的生物学特性及听觉损伤机制展开深入研究，使得对听神经瘤的自然病程致聋规律、临床治疗致聋风险等有了科学的认识，如哪些肿瘤可能存在迅速生长可能、哪些肿瘤可能适合听觉保留手术、哪些因素提示术后听力不佳等。继而，该团队通过医工合作建立的高灵敏度、反馈迅速的术中联合听觉监测技术体系及设备，实施高超的术中蜗神经及其微血管网完整性保存技术，使听神经瘤保听手术的听觉保留率大幅度提升。同时，对于术

前已有较重听力障碍的患者,基于听神经功能评估技术,合理采用人工耳蜗植入或振动式骨传导助听装置等进行听觉重建,获得满意效果。

近年,吴皓教授联合国内知名的耳科、神经外科听神经瘤诊治中心,牵头成立中国听神经瘤多学科协作组和颅底外科专业学术委员会,先后牵头制定"听神经瘤诊断和治疗建议""听神经瘤多学科协作诊疗中国专家共识"等国内临床指南;主编《听神经瘤》等专著;研究成果目前已普及全国所有省、市、自治区,推动我国听神经瘤诊疗水平的整体进步及规范化,显著提高治疗效果及患者生活质量。

项目组先后40余次受邀在国际学术论坛上进行听神经瘤专题发言,其中2011年在第六届世界听神经瘤大会上更被特邀进行中国听神经瘤诊治进展的专题报道;并因在该领域的杰出贡献,吴皓教授被推选为候任大会主席,主办了2015年第七届国际听神经瘤大会。该会共有来自89个国家的800余名外籍专家来沪参会,国际影响力巨大。这次会议中吴皓团队牵头讨论发表了《听神经瘤处理方案更新(英文)》,使我国听神经瘤学界的影响力跻身世界前列。

眼睑和眼眶恶性肿瘤关键诊疗技术体系的建立和应用

主要完成人 范先群 贾仁兵 赵军阳 张 靖 葛盛芳 李 斌 张 赫
徐晓芳 宋 欣 范佳燕

完成单位 上海交通大学医学院附属第九人民医院、首都医科大学附属北京儿
童医院、广州市妇女儿童医疗中心、上海交通大学

内容简介：

眼恶性肿瘤是致盲、致残、致死、严重危害生命和生活质量的重大疾病，早期诊断率低，病死率和眼球摘除率高，是亟待解决的世界性难题。该项目基于发病机制、回顾性队列和前瞻性对照研究，从建立诊疗新技术入手，以创新手术模式为突破口，创建关键诊疗技术体系，提高眼恶性肿瘤整体诊疗水平。

1. 发现眼恶性肿瘤发生新机制，开展基因筛查和早期诊断。在国际上首次提出葡萄膜黑色素瘤（UM）发生的"RNA 级联反应"和"陷阱修饰"学说两个新机制（*Genome Biol* 期刊，影响因子 11.91 分），F1000 评价"揭示肿瘤发生新机制，是肿瘤研究的范例"。创建视网膜母细胞瘤（RB）和 UM 多靶点治疗新方法（*Mol Ther* 期刊，影响因子 6.69 分），在 *Nature* 中国亮点重点推介"显著提高肿瘤杀伤效果"。发现 *RB*1 基因新突变，开展 RB 高危人群临床筛查和基因诊断。获 2012 上海市科技进步一等奖。

2. 建立眼恶性肿瘤介入化疗新技术，提高患者保眼率。率先建立介入化疗联合手术新技术治疗泪腺腺样囊性癌，改变了国际以眶内容物剜除为主的治疗方式，保眼率由 37.7％提高至 96.0％。首创 RB 颈内动脉球囊扩张术和颈外动脉旁路插管术两项新技术，介入治疗 932 例，D 期保眼率由 47.0％提高至 80.8％，E 期由 25.0％提高至 47.4％。牵头制定《RB 介入治疗专家共识》。国际眼肿瘤学会前任主席 Arun Singh 评价"RB 介入新技术拓展了适应证，值得称赞"。

3. 创建眼恶性肿瘤手术治疗新模式，提高患者生存率。率先开展病理控制睑板腺癌切

除和即期修复手术新模式,复发率由 37.1% 降至 15.0%,生存率由 79.0% 提高至 88.1%。牵头制定《睑板腺癌专家共识》。首创难治性 RB 经玻璃体肿瘤切除手术新模式,生存率为 100%,78% 恢复视力,发表于眼科最好杂志 *Ophthalmology*(影响因子 8.20 分)。在国际上首次提出伴高危因素 RB 先摘除眼球后化疗新模式(*J Clin Oncol*,影响因子 24.01 分),*Lancet* 期刊评价"避免因延误眼球摘除导致的死亡,具有重要意义"。

4. 建立眼恶性肿瘤综合序列治疗新方案,提高整体治疗水平。首次完成 31 个省 RB 回顾性队列研究,率先开展眼恶性肿瘤多中心前瞻性随机对照研究,建立针对 RB、眼眶淋巴瘤和结膜黑色素瘤的 3 个综合治疗新方案,使 D、E 期 RB 生存率由 73.0% 提高至 89.1%,眼球摘除率由 62.9% 降至 36.3%,眼眶淋巴瘤生存率由 73.6% 提高至 93.0%,结膜黑色素瘤生存率由 41.0% 提高至 62.6%,发表于眼科权威杂志 *Invest Ophthalmol Vis Sci*。获 2017 上海市科技进步一等奖。第一完成单位是我国最大眼肿瘤眼眶病诊疗中心,年完成眼肿瘤手术 2 000 余例,成立 79 家单位组成的眼肿瘤专科医联体,建立国际最大眼肿瘤样本库。第一完成人是"长江学者"特聘教授、英国皇家眼科学院 Fellow,两次获得亚太眼科学会杰出贡献奖。该项目发表论文 274 篇,SCI 收录 172 篇,总影响因子 571.98 分,单篇最高 24.01 分,4 篇影响因子大于 10 分,26 篇影响因子大于 5 分,*Lancet* 期刊等引用 1 800 次。发现 2 个新机制,创建 3 个新技术,建立 3 个新模式,制订 3 个新方案,形成 2 个专家共识。主办国际会议和学习班 28 次,培训专科医生 2 019 人,成果推广到北京同仁医院等 26 个省 131 家单位,显著提高眼肿瘤整体诊疗水平。

基于整体观的中药方剂现代研究
关键技术的建立及其应用

主要完成人　张卫东　周俊杰　施海明　柳润辉　詹常森　李　勇　姜　鹏
　　　　　　罗心平　谢　宁　林艳和
完 成 单 位　中国人民解放军第二军医大学、上海和黄药业有限公司、复旦大学附
　　　　　　属华山医院、江西青峰药业有限公司、健民药业集团股份有限公司、
　　　　　　通化白山药业股份有限公司、云南生物谷药业股份有限公司

内容简介：

　　中药方剂是中医学用药的主要形式，而中成药市场主要为复方制剂，且主要在西医医院使用。如何让医生"信任中药、用准中药、用优质中药"关系到临床的安全和疗效，而阐明中药复方的药效物质基础、解析其作用机制、保障药品质量、清晰临床定位已经成为我国中药产业可持续发展的关键瓶颈问题。因此，阐明中药方剂的科学内涵是中药现代化的核心问题。本项目历经 15 年的协同攻关，针对中药方剂长期采用西方还原论的研究方法，首次提出并建立了基于整体观的中药方剂研究策略，发展了若干中药方剂研究的核心技术，全面阐释了中药方剂的科学内涵，推动了中药产业发展，取得了显著的社会和经济效益，创新了一种中药方剂现代研究模式。

　　本项目的创新点：①出版国际上第一部基于整体观的中药方剂现代研究的中英文专著，率先提出了中药方剂整体研究策略；②针对中药方剂所含化学成分种类多且理化性质差异大的问题，率先建立了中药方剂有效成分群快速辨识的方法；③针对中药复方整体药效作用的特点，建立了代谢组学、网络生物学、化学生物学及联通图谱的关联技术；④建立中药方剂生产全过程标准化的关键技术，保证了产品均一稳定；⑤开展了符合国际标准的麝香保心丸大规模循证医学研究。

　　项目完成单位是中国人民解放军第二军医大学和上海和黄药业有限公司等；第一完成人是"长江学者"特聘教授，"万人计划"科技创新领军人才、吴杨奖、中国科协求是杰出青年

奖获得者,国家重点领域科技创新团队"基于中药的新药发现"学科带头人(2016),担任第十届国家药典委员会天然药物专业委员会副主任委员,世界中医药学会联合会中药化学专业委员会副理事长,上海市药学会天然药物化学专业委员会副主任委员,国家中药标准化工程中心副主任,上海活性天然产物制备工程中心主任,《中国药典》英文版副主编。先后担任 *Journal of Pharmaceutical and Biochemical Analysis*、*Planta Medica* 等多本重要国际学术期刊和《药学学报》《中国中药杂志》编委,在 *Science*、*NCB*、*PNAS*、*JACS*、*Org Lett*、*Chem Comm* 等著名国际杂志发表 SCI 收录论文 530 多篇,影响因子>5 分 50 多篇,被他引4 500 多次;20 余次受邀在国际天然药物学术会议做大会主旨报告。出版学术专著 2 部,已获授权国内发明专利 41 项,国际专利 2 项;获新药证书 3 项,临床批件 4 项;为国内 35 家企业的 40 个中药方剂提供技术服务,超过 8 000 家医院的 1.5 亿人次使用相关产品,覆盖所有省、市、自治区。

肾癌外科治疗体系创新及
关键技术的应用推广

主要完成人 王林辉 孙颖浩 曲 乐 杨 波 吴震杰 孙树汉 刘 冰
　　　　　　　徐 红 杨 富 时佳子

完 成 单 位 中国人民解放军第二军医大学、中国人民解放军南京军区南京总
　　　　　　　医院

内容简介:

　　肾癌发病率位列成人全身恶性肿瘤男性第 6 位、女性第 10 位(根据 2017 年美国癌症统计数据)。立项之初,开放根治性肾切除术是肾癌外科治疗的标准术式。但是,开放手术创伤大、恢复慢;早期肾癌根治性肾切除术后肾功能损害大,易发生慢性肾衰竭;中晚期肾癌手术切除难度大,术后复发转移风险高,缺乏有效治疗手段。自 1995 年开始,项目组围绕上述难题开展研究,取得一系列创新成果。

　　1. 建立肾癌多元化微创手术新体系,实现肾癌手术从"巨创"向"微创"、"微微创"的转变。本团队率先将普通/3D/机器人/单孔腹腔镜、经自然腔道手术(NOTES)融合应用于肾癌外科治疗,大幅提高了微创手术比例,并结合患者自身需求、全身状况及肿瘤大小、位置等特点,进行肾癌个体化微创治疗。基于肾脏血管走行特点及局部解剖结构特性,提出经腹腹腔镜肾动脉超早期阻断的科学观点并建立技术方案,使既往只能开放手术治疗的复杂性大肾癌患者获得了微创手术根治的机会。国内首创 3 项肾癌经脐单孔腹腔镜新术式,术后仅留一个小瘢痕隐藏在肚脐眼皱褶内,实现了肾癌手术的"微微创"。肾癌手术总体微创率从 10.5% 提升到 93.7%。

　　2. 制订早期肾癌精准化保肾手术新策略,提高了肾癌手术保肾比例和保肾效果,改善了患者术后生活质量。建立基于三维影像导航、实时超声定位、近红外显像的影像学数字化肾肿瘤精准评估系统,提高了内生型、肾门部等高难度肾癌的保肾手术比例,使原本只能行患肾全切的肾癌患者获得了保肾的机会。在此基础上,国内首创 3 项零缺血保肾技术(区域

性肾实质阻断、"蛙跳式"肾动脉分支阻断、荧光导航肾动脉分支阻断)及2种肾脏降温方法(腔镜下肾实质原位"冰水",即0~4℃肾脏保存液降温、逆行肾盂"冰水"灌注降温),进一步提高了肾功能保护效果。早期肾癌总体保肾手术率从11%提升到85.6%。

3. 创建中晚期肾癌综合序贯治疗新模式,有效控制肿瘤进展,延长了患者生存时间。建立术前减瘤-手术切瘤-术后控瘤方案,延长患者总生存期。利用高通量测序技术筛查肾癌相关突变基因位点,实现肾癌分子分型,制订国人靶向药物个体化用药方案,改善临床疗效,降低毒副反应。首次发现肾癌靶向药物耐药相关lncSRLR及肿瘤转移相关的lncMRCCAT1、CXCR4蛋白,并初步建立了用于评估肾癌耐药及转移风险的临床模型。中晚期肾癌患者5年生存率从32.5%提高到45.3%。

项目组建立了标准化的肾癌微创手术培训体系,制订"理论授课-软件考核-模型训练-动物实验-手术演示-临床实践"的阶梯式培训课程。主编了国际首部泌尿外科微创手术培训教科书 *The Training Courses of Urologic Laparoscopy*,并由 Springer 出版社出版。受国家卫生健康委员会委托,制定国内首部《泌尿外科机器人手术操作指南》。主编《泌尿外科内镜诊疗技术》,促进了各类肾癌微创治疗技术的规范化应用。经过技术推广,相关医疗机构微创手术率及早期肾癌手术保肾率明显提高。

项目公开发表论文315篇,其中SCI收录90篇,总影响因子361.4分,单篇最高16.3分,影响因子>12分6篇,总被他引次数1 009次,单篇最高被他引120次。项目成果获教育部科技进步一等奖(2017)、上海市科技进步一等奖(2013)、上海市医学科技一等奖(2009)和上海市科技进步二等奖(2003)各1项。

2018 年中华医学科技奖获奖项目（上海市医药卫生系统项目列表）

二等奖

项目名称	主要完成人				完成单位
基于经口内镜下肌切开术的隧道内镜微创治疗体系的创建与推广	周平红 蔡明琰 陈　涛 马丽黎	李全林 姚礼庆 胡健卫 朱博群	徐美东 陈巍峰 任　重 王　萍	钟芸诗 张轶群 秦文政	复旦大学附属中山医院
斡旋三焦法治疗慢性肾病的机制与临床应用研究	陈以平 刘玉宁 陈万佳 沈莲莉	邓跃毅 朱　戎 郑　蓉 李　明	钟逸斐 张先闻 张春崧 林　杉	王　琳 杜兰屏 罗健华	上海中医药大学附属龙华医院、北京中医药大学东直门医院
儿童急性淋巴细胞白血病诊治体系综合研究的成效及推广	汤静燕 周斌兵 陈　静 罗长缨	李本尚 陈　静 薛惠良 王　翔	沈树红 段才闻 汤燕静 马亚妮	洪登礼 顾龙君 潘　慈	上海交通大学医学院附属上海儿童医学中心、上海交通大学医学院
特应性皮炎的研究与治疗新策略	姚志荣 李　明 程茹虹	张建中 李化国 余　红	徐金华 张　卉	顾　恒 郭一峰	上海交通大学医学院附属新华医院、北京大学人民医院、复旦大学附属华山医院、中国医学科学院皮肤病研究所
致盲性眼病防治融合体系的创建和精准干预	邹海东 何鲜桂 金佩瑶	许　迅 陆丽娜 贺江南	赵　蓉 师咏勇 钟润先	朱剑锋 马莹琰 姚芳蔚	上海市第一人民医院、上海市眼病防治中心、上海申康医院发展中心、上海交通大学
肺外科微创手术关键技术及临床推广	姜格宁 谢　冬 赵德平 雷　周 鹏	朱余明 Diego Gonzalez-Rivas 司徒达琏 晓　王海峰 赵晓刚	陈　昶 陈乾坤 包敏伟	蒋　雷 张 张	同济大学附属上海市肺科医院
肺癌放疗核心技术的建立及临床应用	傅小龙 王艳阳 李　玲	蒋国樑 朱正飞 蔡旭伟	冯　雯 张　琴	夏　冰 陈桂圆	上海市胸科医院、复旦大学附属肿瘤医院
国人腰椎解剖学综合研究与临床诊治关键技术的转化应用与推广	姜建元 王洪立 邹　飞 夏　军	吕飞舟 刘明岩 张　帆 刘瑞峰	马晓生 郑超君 马　昕 刘　幸	夏新雷 金　翔 陈文钧	复旦大学附属华山医院、上海三友医疗器械股份有限公司

三等奖

项目名称	主要完成人				完成单位
含黄酮类活性成分中药新型给药系统研究与推广应用	谢 燕 袁秀荣 孟倩超	季 光 沈红艺	李国文 杨 骏	玄振玉 史秀峰	上海中医药大学、上海市中西医结合医院、苏州玉森新药开发有限公司、上海市黄浦区香山中医医院、上海玉森新药开发有限公司、上海中医药大学附属龙华医院
糖代谢紊乱的新风险机制研究及临床应用推广	陆颖理 楼青青 姜博仁	王宁荐 翟华玲 张 雯	夏芳珍 韩 兵	陈 奕 李 琴	上海交通大学医学院附属第九人民医院
慢性阻塞性肺病发病新机制和干预治疗新措施	白春学 张 静 沈 瑶	王向东 吴晓丹	宋元林 陈智鸿	陈 弘 佘 君	复旦大学附属中山医院
提高胰腺癌长期生存率的关键技术的建立和临床应用研究	沈柏用 邓侠兴 程东峰	彭承宏 李宏为 谢俊杰	詹 茜 方 圆	陈 皓 陆熊熊	上海交通大学医学院附属瑞金医院
新型 0.1 mm 聚四氟乙烯（PTFE）带瓣外管道重建右心室流出道的临床应用	贾 兵	张惠锋	叶 明	单亚平	复旦大学附属儿科医院
符合中国国情的喉癌治疗策略基础与临床研究及推广应用	周 梁 陈 慧 张 铎	陶 磊 高春丽 任恒磊	吴春萍 龚洪立 杜怀栋	谢 明 曹鹏宇	复旦大学附属眼耳鼻喉科医院
补肾健脾论治慢性乙型肝炎的理论创新和临床实践	高月求 李 曼 吴辉坤	王灵台 周振华 盛国光	李晓东 张 鑫 任 朦	孙学华 朱晓骏	上海中医药大学附属曙光医院、湖北省中医院

青年科技奖

项目名称	主要完成人				完成单位
消化道肿瘤的表观遗传调控及早期诊断研究	颜宏利 蒋俊锋	刘 辉 汪珍光	王 越	郝立强	上海长海医院、上海东方肝胆外科医院、中国人民解放军海军军医大学

基于经口内镜下肌切开术的隧道内镜微创治疗体系的创建与推广

主要完成人 周平红 李全林 徐美东 钟芸诗 蔡明琰 姚礼庆 陈巍峰
张轶群 陈　涛 胡健卫 任　重 秦文政 马丽黎 朱博群
王　萍

完 成 单 位 复旦大学附属中山医院

内容简介:

消化道肿瘤和严重功能性胃肠病传统治疗多以外科手术为主,创伤大、并发症多、生活质量严重下降。传统内镜手术虽创伤小、恢复快,但不可避免地破坏消化道管壁完整性,发生穿孔及瘘的风险较高。本项目历时 5 年,从技术标准化、适应证扩展和并发症防治开展系统研究,创建并推广隧道内镜微创治疗体系,显著降低内镜手术穿孔及瘘的发生率,达国际领先水平,项目创新点如下。

1. 率先建立经口内镜下肌切开术(POEM)治疗贲门失弛缓症新策略,取代外科手术成为金标准,纳入美国消化内镜学会(ASGE)制定的《POEM 白皮书(2014)和指南》(2016)。创新内容包括:①国际首批开展(2010 年 8 月),完成例数最多(2 499 例,占世界 1/2),疗效 91.4%,优于欧美 78.5%,牵头制定国内外首部《专家共识》,成为我国行业标准;②优化手术流程,国际首创多种手术方式("推-拉"技术等),被欧洲消化内镜学会前主席 Neuhaus 教授命名为"POEM Zhou's Procedure";③拓宽适应证:打破年龄、复发再手术和严重程度的禁忌,提高手术适用率(从 30% 至 95%),成果发表于内镜领域顶级期刊 *GIE*(影响因子 6.50 分)和 *Endoscopy*(影响因子 6.11 分),被 ESI 评为高被引论文;④率先对 POEM 并发症防治进行系统评价,建立风险预测模型,作为封面论文发表于 *Endoscopy* 期刊。

2. 首创经黏膜下隧道内镜肿瘤切除术(STER)治疗消化道固有肌层肿瘤,作为标准术式在国内外广泛推广,被纳入 ASGE《消化道黏膜下肿瘤内镜诊疗指南(2017)》。创新内容包括:①2012 年 1 月在 *GIE* 报告世界首例 STER 切除食管固有肌层肿瘤,被美国约翰斯·

霍普金斯大学 Khashab 教授盛赞为"内镜治疗的革命性技术";②优化 STER 手术流程,拓宽适应证,使 95％以上固有肌层肿瘤可内镜切除,受邀在 *AJG* 期刊(影响因子 9.57 分)撰写专题社论;③率先对 STER 并发症防治进行系统评价,成为 2016 年 ASGE《胃肠镜操作中 CO_2 使用指南》的重要证据。

3. 首创两项隧道内镜新兴技术:①在国际上率先开展经黏膜下隧道内镜憩室中隔离断术(STESD)治疗食管憩室,有效避免传统内镜手术高达 6.5％穿孔风险,发表于消化领域顶级期刊 *Gastroenterology*(影响因子 18.39 分);②在国际上率先开展内镜经黏膜下隧道消化道腔外肿瘤切除术(ETER),使内镜切除真正由腔内走向腔外,成果发表于 *AJG* 期刊。

发表代表性论文 20 篇,其中 SCI 收录 19 篇,总影响因子 109.816 分,被他引 453 次;出版《专家共识》1 部,中英文专著 6 部。举办国际会议及培训班 80 余次,在欧美等国手术演示 200 余次,培训包括美国梅奥诊所在内的国内外学员 3 000 余名。创立"中山内镜"国际顶尖技术品牌,有力提升中国消化内镜国际影响力。成果被 21 个国家和地区的 200 家知名大型医院采用,诊治患者 10 000 余例,效果显著。

斡旋三焦法治疗慢性肾病的机制与临床应用研究

主要完成人 　陈以平　邓跃毅　钟逸斐　王琳　刘玉宁　朱戎　张先闻
杜兰屏　陈万佳　郑蓉　张春崧　罗健华　沈莲莉　李明
林杉

完成单位 　上海中医药大学附属龙华医院、北京中医药大学东直门医院

内容简介：

我国慢性肾脏病患者(chronic kidney disease, CKD)共 1.2 亿,已成为公共健康资源的沉重负担。三大难治性肾病的疗效成为影响 CKD 预后的主要因素:IgA 肾病(IgA nephropathy, IgAN)是原发性肾小球肾炎首位病因,占 45.3%～54.3%,也是导致尿毒症的首位病因;膜性肾病(membranous nephropathy, MN)是肾病综合征首位病因(29.5%),30%～40%的患者发展成为尿毒症;糖尿病肾病(diabetic kidney disease, DKD)是导致尿毒症(占 16.4%)的第二位病因,一旦进入临床蛋白尿期,病变呈不可逆性进展。现代医学对三大难治性肾病缺乏有效手段,成为临床治疗的难点。本团队长期坚持中医药防治 CKD 的临床与应用基础研究,将三焦辨证观融入临床实践,解决临床难点,形成创新成果。项目的创新点有以下几点。

1. 在数十年临床实践基础上,累计完成 3 247 例系列临床研究,总结出"斡旋三焦"理论,根据不同疾病的病机特点,形成了系列专方专药,极大地提高了难治性肾病的临床疗效。根据 CKD 病程中三焦及其所属脏腑出现的水火失调,气化失常,气机郁滞的基本病理,首创"斡旋三焦"辨治法,形成参芪膜肾方等治疗 MN、黑料豆经验方治疗顽固性低蛋白血症、肾平方等治疗 IgAN、黄芪牛蒡子系列方治疗 DKD 等系列方,提炼出"斡旋三焦"法指导难治性肾病诊治方案,提高了难治性 CKD 的临床疗效。

2. 建立了 MN 的中医综合治疗方案,累计完成 929 例临床研究,确立核心处方——参芪膜肾方,取得良好疗效,解决临床难题。完成随机对照、多中心临床研究,成果得到国际认

可;率先应用基因芯片技术,探索疗效预测因子。研究结果成为首篇发表于国际肾病权威杂志的同类研究,确立中医药在治疗难治性肾病中的重要地位。

3. 首创"疏利三焦"法论治中重症 IgAN,形成系列专方,累计完成 1 136 例临床研究,可显著提高临床疗效。利用系统生物学手段,发现阴虚证 IgAN 的遗传背景,证实滋补肝肾法对 IgAN 肾脏的保护作用。

4. 建立分期论治 DKD 的诊治理念,开发黄芪牛蒡子系列方,通过 460 例临床研究证实黄芪牛蒡子系列方能保护 DKD 患者肾功能,降低尿蛋白、提高血白蛋白,延缓其进展至尿毒症。

5. 在慢性肾脏病的新药开发领域,多有创举。率先应用冬虫夏草治疗慢性肾衰竭、开创蝉花治疗慢性肾脏病新用途,经 481 例临床研究证实,蝉花具有保护肾功能,减缓肾纤维化进程。开展虫草菌丝及蝉花菌丝的临床与基础研究。

项目第一完成单位是上海中医药大学附属龙华医院,临床应用该研究成果 30 余年,累计受益患者 300 万余人次。本课题组主办国际中西医结合学术会议 2 次,主办中国中西医结合肾脏病学年会 6 次,继续教育学习班 10 届。发表代表性核心论文 20 篇,累计被他引 662 次。其中在 *AJKD* 等国际权威肾病杂志发表 SCI 收录论文 5 篇,总影响因子 19.85 分。获得发明专利 3 项,转让新药成果 2 项;组织并制订国家中医药管理局"水肿病"的临床诊疗方案;研究成果在 10 家单位推广应用;培养博士后 2 名,博士及硕士研究生 67 名。

儿童急性淋巴细胞白血病诊治体系综合研究的成效及推广

主要完成人　汤静燕　李本尚　沈树红　洪登礼　周斌兵　陈　静　段才闻
　　　　　　　　顾龙君　陈　静　薛惠良　汤燕静　潘　慈　罗长缨　王　翔
　　　　　　　　马亚妮

完 成 单 位　上海交通大学医学院附属上海儿童医学中心、上海交通大学医学院

内容简介：

急性淋巴细胞白血病（ALL）是儿童期最常见的血液系统恶性肿瘤，由于国内缺乏系统和规范的诊治体系，长期以来一直是我国儿童因病致死、患病家庭因病致贫的主要原因。上海儿童医学中心血液肿瘤专业针对我国儿童 ALL 诊治现状，从 20 世纪 90 年代后期开始，经过了 20 年的努力，凝结了两代人的智慧，通过吸收国内外基础研究领域的大量成果，结合自身在基础和转化医学领域众多的研究积累，逐步建立了系统完备的儿童 ALL 综合诊治体系。

1. 该体系涵盖了 ALL 的骨髓细胞形态学、流式细胞技术、荧光原位杂交技术、染色体核型分析技术，以及分子生物学领域众多的技术，建立了儿童 ALL 的综合诊断和危险度分层技术体系。

2. 基于流式细胞技术和分子生物学技术建立了微量残留病（MRD）的检测和动态监测技术体系，结合疾病诊治过程中的实时监测数据，建立了以化疗方案为基础，以客观动态检测参数为依据的个体化治疗技术体系，经反复锤炼形成了 SCMC - ALL - 2005 化疗方案，取得了整体临床疗效的显著提升，极大地缩小了与国际先进治疗机构的差距。

3. 基于 SCMC - ALL - 2005 方案的临床和基础研究，催生了一大批研究成果，并相继在国际重要期刊上发表，如 *Nature Medicine*、*Cancer Cell*、*Leukemia*、*BJH* 等。其中基于 SCMC - ALL - 2015 方案的卫生经济学研究发现，低至 10 万人民币的诊治花费可以治愈绝大多数患者，为国家制定"新农合儿童急性淋巴细胞白血病临床路径"的战略决策提供了实

践依据和方案范本。

4. 为推广儿童 ALL 的诊治经验,上海儿童医学中心牵头组建了国内最大的中国儿童血液肿瘤诊治协作组 CCCG - ALL - 2015,涵盖了香港中文大学威尔斯亲王医院、中国协和医科大学血液病医院、复旦大学附属儿科医院、重庆医科大学附属儿童医院、华中科技大学同济医学院附属同济医院和协和医院等国内 20 多家儿童白血病先进诊治机构,并在 SCMC - ALL - 2005 化疗方案的基础上,制订了全新的 CCCG - ALL - 2015 化疗方案,成为协作组专用方案,使得每年有 1 500 多例患者从中受益。经过 3 年多的临床研究发现,CCCG - ALL - 2015 化疗方案可以使近 90% 的儿童白血病患者获得疾病治愈,从而使儿童 ALL 由不治之症转变为一个可以完全治愈的疾病。

本项目在取得巨大的经济和社会效益的同时,还得到了我国血液病专家中国科学院院士、中国工程院外籍院士美国圣述德儿童研究医院(St. Jude Children's Research Hospital)Ching-Hon Pui 教授积极评价,在多种场合赞扬上海儿童医学中心的综合研究及诊治模式,他们认为在过去的几十年中上海儿童医学中心将世界上儿童白血病的治疗理念和中国国情相结合,建立了儿童白血病标准化治疗方案 SCMC - ALL - 2005,通过多年的临床研究,证明了该方案不仅在治疗结果上,而且在疾病诊疗费用上都获取得了很好的效果。通过该方案化疗可以用最小的花费,获得令人满意的疗效。在基础研究领域,该项目发表了系列研究成果,其中儿童 ALL 的复发机制是研究者非常关心的问题,经过几年的探索,在 *Nature Medicine* 杂志上发表了封面文章 "Negative feedback-defective PRPS1 mutants drive thiopurine resistance in relapsed childhood ALL"。美国 St. Jude 儿童研究医院白血病基因组研究领域国际著名专家 Charles G Mullighan 教授在同期杂志对上述研究进行了评论,这项新的研究确定了嘌呤生物合成基因磷酸核糖焦磷酸合成酶 1(PRPS1)基因在复发的 ALL 中存在特异性突变,对 *PRPS1* 基因突变在复发机制中的作用提供了重要探索,提出了预测和规避 ALL 复发的方案。

完成单位上海交通大学医学院附属上海儿童医学中心在儿童 ALL 诊治领域形成了系统规范的诊治体系,成果应用于多中心协作组,每年组内完成 1 500 例儿童 ALL 诊断及治疗并获得优良疗效。项目第一完成人从 20 世纪 90 年代起致力于当时在国内被称为"绝症"的儿童恶性肿瘤(癌症)的规范性诊断与合理治疗。在国内首先创导并实施儿童恶性肿瘤的院内多学科协作工作方式,制订包含个体因素的儿童肿瘤整体性诊断治疗计划,联合外科、病理科、影像医学科和放疗科进行分型分期分组精确诊断、实施分组分层不同强度治疗方案。使所在单位上海儿童医学中心成为国内最为规范和领先的儿童恶性肿瘤诊断和治疗中心,每年诊治新发儿童癌症 700 例,使儿童恶性肿瘤疗效逐步改善并与国际接轨,目前总体远期生存率达 70%;也是目前国内最大儿童 ALL 多中心协作组的主委,目前已入组该项目儿童 ALL 6 500 例,获得 4 年总生存率和无病生存率 92.8% 和 82.8% 的好成绩;2009 年获得上海市卫生科技进步二等奖,2010 年获得中国抗癌协会科技进步三等奖,完成《儿童血液/肿瘤专病指南(建议)》3 项,刊登于《中华儿科杂志》,主编/副主编专著 4 部。

特应性皮炎的研究与治疗新策略

主要完成人 姚志荣 张建中 徐金华 顾恒 李 明 李化国 张 卉
郭一峰 程茹虹 余 红
完成单位 上海交通大学医学院附属新华医院、北京大学人民医院、复旦大学附属华山医院、中国医学科学院皮肤病研究所

内容简介：

特应性皮炎(atopic dermatitis，AD)是一种慢性反复发作的炎症性皮肤病，多累及儿童，以剧烈瘙痒为特征，常伴发哮喘、过敏性鼻炎。该病通常为终身性，严重影响患者的身心健康，造成家庭和社会极大的负担。但是我国人群中 FLG 基因突变频率、来源、与 AD 各表型之间的关系尚不明确。国际上，儿童 AD 患病率为 10%～20%，而我国儿童 AD 患病率的报告仅为 3.07%。那么我国儿童 AD 患病率是否真的处于一个"洼地"？我国 AD 临床表型的特征、国际上常用诊断标准对我国 AD 诊断的敏感性和特异性、我国教科书中的"湿疹"与 AD 的差异都尚未明确。我国临床有效治疗重度 AD 方法——利多卡因静脉滴注治疗"俗称大静封"不良反应小，价格低廉，停药没有"反跳"现象，但机制不清，限制其应用。

由上海交通大学医学院附属新华医院、北京大学人民医院、复旦大学华山医院、中国医学科学院皮肤病研究所联合申报的项目《特应性皮炎的研究与治疗新策略》历时 16 年，在多项国家自然科学基金、卫生部行业科研专项基金、上海市科委项目的资助下，提出以下关键创新内容。

通过大样本、病例-健康对照、核心家系分析等手段，首次明确我国 AD 人群 FLG 基因突变频率和类型、突变来源、与特应性疾病的关系，为 AD 的精准预防与治疗提供了重要依据：首次明确我国 AD 人群 FLG 基因的突变频率为 28.3%（南方 31.4%，北方 26.0%），并发现中国人群特有的 1 个高频突变（K4671X，突变频率 9.2%）；发现 AD 患者的 FLG 基因突变来源于家系中患鱼鳞病的父母；提出 FLG 基因突变与特应性哮喘强相关。

完成我国首个 12 个中心城市现场流行病学调查,明确了我国 1～7 岁城市儿童 AD 患病率为 12.94%,填补我国儿童 AD 流行病学资料的空白,证明中国儿童 AD 的患病率并没有处在一个"洼地"。通过大样本临床表型研究发现 3 项对于 AD 早期诊断具有潜在应用价值的临床体征;首次提出国际上常用的《Hanifin-Rajaka 和 William 诊断标准》不完全适合中国人群,并建立首个适用于中国人群的 AD 诊断标准。首次明确我国通常诊断的"湿疹"实际上是"临床形态或部位不典型"的 AD。

发现利多卡因可通过 Smad3/TGF－β 信号通路促进调节性 T 细胞分化从而抑制炎症反应,为进一步推广这一安全、有效、廉价的治疗方法奠定了理论基础。

项目第一完成单位承担国家临床重点专科建设项目,是上海市重中之重临床重点学科,中华医学会皮肤性病学分会"特应性皮炎研究中心",2017 年建立上海交通大学医学院皮肤病研究所;第一完成人是国际 AD 理事会、中华医学会皮肤性病学分会 AD 首席专家;发表 SCI 收录论文 69 篇,总被他引 450 次。本项目选送的主要论文 20 篇中,1 篇发表于过敏和临床免疫学排名第一的期刊 *J Allergy Clin Immunol*(影响因子 13.26 分),并由编辑部发表述评 Lidocaine:New therapy for severe atopic dermatitis;3 篇发表于该领域排名第二的期刊 *Allergy*(影响因子 7.38 分),2017 年在 *Allergy* 新发一篇述评 Current status in diagnosis of atopic dermatitis in China;研究成果在国内外专题报告 100 余次,国际会议应邀演讲 11 次;举办全国性大会 3 次,国际专家讨论会 2 次,专题研讨会 7 次,学习班 17 届,培训班 20 余次,覆盖全国 20 余个省、市,在国内 1 000 余家医院应用;制定《中国 AD 诊疗指南》《中国儿童 AD 诊疗共识》;参编国际专著 1 部。对我国 AD 诊断、治疗以及相关基础研究都产生了巨大影响。

致盲性眼病防治融合体系的创建和精准干预

主要完成人 邹海东　许　迅　赵　蓉　朱剑锋　何鲜桂　陆丽娜　师咏勇

　　　　　　马莹琰　金佩瑶　贺江南　钟润先　姚芳蔚

完 成 单 位 上海市第一人民医院、上海市眼病防治中心、上海申康医院发展中心、上海交通大学

内容简介：

盲是严重影响国计民生的重大问题。多年来,项目组协同攻关,取得了防盲领域具有创新意义和应用价值的研究成果:①创建并逐步完善了眼病防治融合的服务体系。②完善我国眼病流行病学研究规范,明确人群眼病谱变迁。包括 1951 年完成国内首个沙眼普查。得到首个以社区人群为基础的我国 5 年糖尿病视网膜病变(diabetic retinopathy, DR)发病率。在国际上首次发现 4q25 的内含子 rs10034228 与高度近视眼底病变发生密切相关。③研发推广适宜技术,实施致盲性眼病精准干预。

20 世纪 70 年代末在国际上率先将酞丁安及利福平眼药水用于沙眼干预。2011 年,实现了包括外来流动人口在内的学龄期儿童全覆盖沙眼药物干预,根治了致盲性沙眼。90 年代,在本地区实现防治融合全覆盖白内障手术干预。2009 年,建立国内首个眼科临床研究评价平台,研发具有自主产权的眼科临床影像智能分析软件,实现了远程眼底病早期筛查和干预。率先提出显著降低 DR 发生的强化血糖控制新标准—HbA1c<6.4%。2009 年起,建立国内首个百万级学龄儿童屈光发育数据库。提出 3 种 6～12 岁儿童近视筛查新技术,敏感度和特异度达到 84% 和 93%。

相关 20 篇主要论文发表在国际顶尖期刊 *Human Molecular Genetics*(影响因子 7.6分)等,被 *JAMA* 等知名期刊正面引用 260 次。制定了我国《常见眼底病眼底照相及血管造影采集规范》《常见眼病现场流行病学研究方法学标准(2016 年)》中眼底病筛查规范,牵头完成全国各省防盲工作绩效评估方案等。有关成果被 20 余家大型医院推广和应用。被国家卫生计生委肯定并推广,获益人群超过 1 亿。

肺外科微创手术关键技术及临床推广

主要完成人 姜格宁 朱余明 陈 昶 蒋 雷 谢 冬 Diego Gonzalez-Rivas
赵德平 司徒达琏 陈乾坤 张 雷 周 晓 王海峰 包敏伟
张 鹏 赵晓刚
完成单位 同济大学附属上海市肺科医院

内容简介：

肺癌、肺结核等肺部疾病是我国的重要疾病负担，外科手术是最有效的治疗方式之一。传统手术并发症多、创伤大，术后生活质量差。项目组历经 25 年努力，创建了肺外科微创关键技术体系，并向国内、国际临床推广。项目的创新点有以下几点。

1. 建立并完善单孔胸腔镜微创手术体系：项目组在国内最早大规模开展单孔电视辅助胸腔镜(video assisted thoracic surgery，VATS)肺切除手术、单孔胸腔镜手术量全球第一。创建单孔胸腔镜手术治疗规范与标准，国际创新微创肺血管阻断及支气管缝合技术，国内率先完成单孔胸腔镜袖式/双袖式肺叶切除术、全肺切除，率先开展单孔胸腔镜下肺联合胸壁整块切除，创新性提出了单孔电视辅助胸腔镜手术术中出血的处理原则。迄今，全球最大宗的胸腔镜/单孔/剑突下单孔胸腔镜手术报道均由该团队发表。

2. 创建剑突下单孔胸腔镜手术体系：完成国内首例剑突下单孔胸腔镜肺叶切除术，以及在国际上率先完成剑突下单孔肺段切除、双肺切除术、肺叶切除合并纵隔肿瘤切除术、同期行双侧肺叶切除术以及肺袖式切除。创建剑突下单孔胸腔镜手术治疗规范与标准，完成全球最大宗的单孔剑突下肺手术的学术报道。目前，项目组单孔剑突下电视辅助胸腔镜手术超过 1 700 例，单孔剑突下手术占全球 50% 以上。

3. 确立了胸腔镜在疑难肺部疾病的治疗地位：确立了胸腔镜手术在局限型支气管扩张，曲霉球以及双侧同期肺手术的治疗地位。在国内率先开展跨纵隔单侧胸腔镜双肺切除术，同期行双侧胸腔镜肺切除手术，在国际上率先开展剑突下同期行双侧肺切除手术，同期行双侧胸腔镜肺切除联合纵隔肿瘤切除。

4. 创建国际微创培训体系：在国内首创国际微创培训班，首创中国手术网络直播（胸外科），首创国际手术网络直播（胸外科），在国内首次受邀至欧美国家进行手术演示及带教（普胸外科）；在国内首创胸外科微创网络继续教育品牌"胸外大讲堂"和"中国普胸外科可视化手术网（Chinese General Thoracic Visualized Surgery，CGTVS）"，起草制定4项《微创相关专家共识》。

5. 微创胸腔镜配套手术器械的研发：在国际上首创单孔、剑突下单孔腔镜手术器械及单孔手术辅助设备。单孔专利器械应用于全球数百家医院，市场占有率国内首位。全球顶级手术器械商Scanlan主动寻求合作，以"上海肺科（Shanghai Pulmonary Hospital，SPH）"命名手术器械向国际推广。

作为肺部微创手术最早开展单位之一和单孔及剑突国际示范医院，项目完成单位是我国最大的肺外科诊疗基地。该中心肺外科微创率由12.5％提升至95.3％，微创手术量4.8万，全球首位。发表相关SCI收录论文169篇，国际会议发言56次，课题资助13项，出版专著7部，获批微创专利32项，研发专用器械包2套，创建新技术3项，形成《专家共识》6项。主办国家级学习班27次、国际学术会议8次，培训医生9 000人次，技术成果推广至国内外300余家单位。项目组应邀赴欧美国家手术演示3次，吸引430名来自全世界76个国家和地区的高年资外籍医生来院进修，当地学会主席、科室主任、顾问医生占比1/3，11名为长期进修Fellow，最长进修1年半；项目组应邀于欧、美、亚、非13国胸外科年会进行20次胸腔镜手术演示全球直播，包括2016年欧洲胸心外科年会（European Association of the Cardio-Thoracic Surgery，EACTS）首次开辟专场手术直播，国内外累计网络收看手术直播32 123人次，视频播放84 622次。

该项目显著提升了我国微创技术的临床应用水平，成为近20年来实现医疗技术从跟跑到领跑的成功范例。

肺癌放疗核心技术的建立及临床应用

主要完成人 傅小龙 蒋国樑 冯 雯 夏 冰 王艳阳 朱正飞 张 琴
陈桂圆 李 玲 蔡旭伟

完 成 单 位 上海市胸科医院、复旦大学附属肿瘤医院

内容简介：

放疗是各种和各期肺癌重要治疗手段，然而放疗中一些核心技术环节（靶区、剂量和质量控制等）等并不是非常明确，这严重影响了肺癌的放疗疗效。探索放疗的核心技术建立和临床应用（合理的放疗靶区、最佳分割剂量以及质控体系建立），使之不断优化，具有重要的临床价值。因此，本课题以发病率高、预后差的肺癌作为研究对象，尤其是在局限期小细胞肺癌（small-cell lung cancer，SCLC）、早期不能手术的非小细胞肺癌（non-small cell lung cancer，NSCLC）、Ⅲ期 NSCLC 这些以放疗为核心治疗的肺癌病种中，将放疗相关参数的优化作为主要研究内容：规范放疗的合理化照射范围、放疗总剂量、放疗参与时机，建立了依据自己的条件下确定靶区外放的边界、图像配准及临床应用质控体系并应用于临床，提高以放疗为主要治疗手段的肺癌患者的临床疗效，给患者带来生存获益。项目的创新点有以下几点。

1. 肺癌合理的放疗靶区范围：关于局限期 SCLC 明确放疗的范围仅限临床可见病灶的累及野放疗模式的研究，是目前最大的队列报道，得到国际专家的认可，并纳入《美国国立综合癌症网络（*National Comprehensive Cancer Network*，NCCN）指南》。关于ⅢA（N2）期 NSCLC 完全手术后的术后放疗（postoperative radiotherapy，PORT）临床靶区的理论基础、合理性、安全性和有效性，具有相当的原创性和临床应用价值。

2. 肺癌最佳放疗分割剂量：关于局限期 SCLC 最佳放疗分割方式的研究，被纳入美国医师继续教育学习内参，说明本项目的研究结果具有很高的临床应用价值。关于局部晚期 NSCLC 大分割放疗进行Ⅰ/Ⅱ期剂量递增研究和Ⅲ期临床研究，探索最佳剂量分割模式。研究结果被收录于美国放疗年会获得最佳摘要。

3. 建立肺癌放疗的质量控制体系：早期不能手术的 NSCLC 立体定向放疗质量控制体系的建立,提高治疗的精准性、保证有限分次治疗的质量,是国内最早数据收集研究的团队,建立了立体定向放疗(stereotactic body radiation therapy, SBRT)国内规范。所有文章均发表在《中华放射肿瘤学杂志》上,为其他中心临床应用提供参照。

项目完成单位是我国最大的胸部肿瘤诊疗基地,我们建立了肺癌放疗核心技术:肺癌放疗范围的确定、肺癌放疗最佳分割剂量;肺癌放疗的质量控制体系的建立,提高了临床疗效和患者的生活质量,而且不增加患者经济负担和额外的支出,是一项实用、疗效确切、易推广的放疗技术。发表相关论文 20 篇,SCI 收录 11 篇,中文核心期刊 9 篇,包括放疗及肺癌的权威杂志,5 篇发表在放疗专业杂志一区,总影响因子 41 分,被引用 93 次。其中关于 SCLC 放疗靶区的研究被《美国国立综合癌症网络(*National Comprehensive Cancer Network*,NCCN)指南》所收录,也被列为美国放疗医师继续教育项目必修文章;关于局部晚期 NSCLC 最佳分割剂量的临床研究被收录于美国放疗年会获得最佳摘要,受到国际相关领域的认可。研究成果多次在美国放疗学年会、欧洲放疗年会等会议上作特邀报告,每年定期主办国家级继续教育项目;培养了博士及硕士研究生 10 名;成果推广到国内 16 家知名三甲医院,包括浙江省肿瘤医院、福建省肿瘤医院、北京肿瘤医院、江苏省肿瘤医院和南昌肿瘤医院等,在临床和科研上广泛应用该相应的核心技术。

国人腰椎解剖学综合研究与临床诊治关键技术的转化应用与推广

主要完成人　姜建元　吕飞舟　马晓生　夏新雷　王洪立　刘明岩　郑超君
　　　　　　　金　翔　邹　飞　张　帆　马　昕　陈文钧　夏　军　刘瑞峰
　　　　　　　刘　幸

完成单位　复旦大学附属华山医院、上海三友医疗器械股份有限公司

内容简介：

腰椎退变性疾病是临床常见病、多发病，患者数量众多、医疗成本巨大。然而，现阶段腰椎退变性疾病的诊疗有三大问题在我国依然没有很好地解决：第一，国外腰椎经典的手术设计主要参考了欧美人的腰椎解剖学参数，并不完全符合中国人腰椎的解剖学特点；第二，国外的手术植入物，例如腰椎椎间融合器设计尺寸偏大，我国并没有一套得心应手的本土化融合器应用于临床；第三，我国腰椎退变性疾病的病情复杂，精准诊断困难，容易造成术后症状不缓解。以上三大问题导致的结果是目前我国腰椎退变性疾病术中并发症多，手术损伤大，手术费用昂贵，疗效不确切。随着我国人口老龄化进程进一步突显，我国迫切需要对国外经典的腰椎退变性疾病诊疗关键技术进行本土化的研究和成果转化。自 2004 年 7 月，该项目在完成大量国人腰椎解剖学研究的基础上，对核心成果进行了腰椎退变性疾病的手术关键技术转化，对手术相关植入物设计成果进行了产品转化并投入临床使用，探索出了一套适用于国人腰椎退变性疾病的诊断模式与治疗规范，并进行了卓有成效的系统推广。本项目主要创新成果如下。

1. 国人腰椎解剖学研究的理论成果及基于该成果的手术技术转化：本项目采用新鲜尸体标本与磁共振神经成像技术对国人腰椎结构进行了全面测量，基于解剖学研究结果对国人腰椎关键术式进行了针对性革新，极大地提高了临床疗效，显著地降低了神经根损伤等严重并发症的临床发生率。另外，微创化改良术式的使用进一步提高了临床疗效与患者满意度。

2. 基于国人腰椎解剖学的新型椎间融合器的理论研究与成果转化:基于国人腰椎解剖学参数及形态特征,本项目研制了适合国人并且更为安全的宽度 9 mm 新型椎间融合器(Halis 腰椎融合器),与三友公司进行合作获得了国家专利,并推广到临床应用,获得了国家食品药品监督管理总局和美国 FDA 的认证。截至 2016 年 12 月,成功应用于千余例患者,极大地降低了神经根损伤等严重并发症的临床发生率。

3. 腰椎"多维度"临床诊断模式的建立:通过改良 H 反射的刺激位点,以及创新了 H 反射的记录部位。系统改进腰椎间盘造影等介入诊断技术,提高了腰椎退变性疾病腰痛症状与下肢症状责任部位的判断准确率。并将上述诊断技术进行综合优化,获得了一套更加适合临床实际的诊断模式,显著提升了临床诊治效果并减少了手术创伤和医疗费用。

4. 腰椎手术安全保障体系的建立:分别对术中导航、围术期神经症状、术后早期感染以及术后远期腰椎病的预防进行了研究和优化,形成了较为完整的腰椎手术安全保障体系。

本项目已被推广至包括新疆等西部地区的全国 30 个省、市、自治区的 600 余家医院,其中三级医院近 400 家;通过专题学习班等形式共培训脊柱专科医师 2 500 余名。与 Mayo Clinic 等国际知名单位定期进行培训合作。基于本项目编写并荣获国家新闻出版总署第一届"三个一百"原创图书出版工程的《脊柱应用解剖图谱》2 次印刷共发行 5 000 册。

含黄酮类活性成分中药新型
给药系统研究与推广应用

主要完成人 谢 燕 季 光 李国文 玄振玉 袁秀荣 沈红艺 杨 骏
史秀峰 孟倩超

完成单位 上海中医药大学、上海市中西医结合医院、苏州玉森新药开发有限公
司、上海市黄浦区香山中医医院、上海玉森新药开发有限公司、上海
中医药大学附属龙华医院

内容简介：

活性成分溶解度低、口服吸收差是困扰中药新药研发和疗效提升的瓶颈问题，严重制约了中药资源利用及其产品开发。对中药活性成分胃肠转运机制进行深入系统的研究，制订合理的剂型设计策略，构建中药产品研发共性的关键制剂技术平台，具有重要的战略意义。本项目以难溶性中药黄酮类活性成分为例，以其胃肠转运机制及其相互作用为突破口，以现代制剂手段进行新剂型设计，搭建基于胃肠转运规律的中药制剂技术平台，取得多项创新性成果。

1. 构建了中药黄酮类成分肠道转运研究方法：运用整体-在体-细胞相结合的模式，对沙棘黄酮活性成分肠道跨膜转运吸收机制进行了系统研究。首次阐明沙棘黄酮中主要活性成分异鼠李素的跨膜转运机制；首次发现植酸可以通过增加沙棘黄酮各成分的水溶性、膜渗透性等促进其口服吸收。为沙棘黄酮的高效口服制剂设计奠定理论基础，为吸收促进剂用于改善中药的口服吸收特性研究提供方法借鉴，开发了植酸在中药药剂学领域的新用途。

2. 构建了含黄酮类成分中药的新型给药系统及其评价体系：针对含黄酮类成分中药——沙棘黄酮多成分共存的特点，首次采用固体分散技术、自乳化技术、磷脂复合技术进行其口服递药系统的研究，大鼠口服吸收较沙棘黄酮原料提高 1.7～3.2 倍，Beagle 犬口服吸收较沙棘黄酮原料提高 2.4～5.9 倍。本部分研究工作是现代制剂技术在难溶性中药提取物口服递药系统设计方面的有益尝试，为中药的剂型设计提供方法和借鉴。

3. 提出中药黄酮类成分新制剂的研究方法:针对中药黄酮类成分——杨梅素的口服吸收屏障(水难溶性、不稳定等),兼顾其分子结构特征,采用环糊精包合技术、纳米混悬技术、共晶技术等设计了一系列杨梅素的新型递药系统。选用羟丙基-β-环糊精为主体,制备得到水溶性较好的杨梅素包合物,杨梅素被包合后的大鼠口服相对生物利用度为 94.0%。首次将羟丙基-β-环糊精作为稳定剂运用,所得纳米混悬剂在大鼠体内口服吸收是杨梅素原料的 1.6～3.6 倍。提出一种基于三相图原理的药物共晶研究方法。该方法能够在未知药物和共晶形成物化学计量比的情况下生成药物共晶,并同时绘制出药物共晶的三相图,充分发挥了三相图在药物共晶制备过程中的指导作用,杨梅素共晶的溶解度也较杨梅素提高近80 倍,为药物共晶的研究提供方法和策略。

项目研究期间发表论文 109 篇,其中 SCI 收录 24 篇(总影响因子 87.76 分,最高为 7.79分)。SCI 他引 260 次,总他引 939 次,并在国内外学术会议报告 4 次。中国科学研究院北京化学研究所 Jian Zhong 教授、复旦大学吴伟教授、埃及亚历山大大学 Yosra S. R. Elnaggar教授等在 Cryst Growth Des、Int J Pharm、J Control Release 等相关期刊上对本项目相关研究成果表示高度肯定。本项目技术在中药新药研发中广泛应用,获临床批件 12 项,获授权 PCT 国际专利 2 项、国家发明专利 16 项,建立省级高新技术企业和市级研发平台各 1家。培养研究生 30 名,参编著作 2 部。本项目研究方法在 5 家医院制剂的工艺优化和质量提升研究中得到广泛应用,取得良好的社会效益,荣获 2018 年度上海市科技进步二等奖。

项目第一完成单位上海中医药大学是教育部与地方政府"部市共建"的中医药院校,也是上海市重点建设的高水平大学,有国家重点学科 4 个:中医外科学、中药学、中医内科学及中医骨伤科学,其中中医学、中药学、中西医结合 3 个学科通过教育部第四轮学科评估进入最高等级的 A+学科;第一完成人谢燕研究员,是上海市中医药新兴交叉学科"中医药营养学"学科带头人、上海市青年优秀学术带头人、上海市曙光学者、上海市浦江学者、上海市青年科技启明星,兼任上海市药学会中药专业委员会委员、国家自然科学基金评审专家、上海市科学技术委员会评审专家库成员。发表学术论文 75 篇,其中 SCI 收录 32 篇,总影响因子123.61 分;以第一作者(或通讯作者)发表论文 59 篇,其中 SCI 收录 28 篇,总影响因子98.70 分,单篇最高 7.79 分。获授权发明专利 7 项,转让企业 2 项,总转让金额 220 万元;获国家食品药品监督管理总局药物临床试验批件 3 项,均已实现成果转化,总转让金额近 500万元。作为第一负责人主持国家自然基金 2 项,以及上海市科技支撑项目、上海市自然基金等部市级项目 10 余项。以第一完成人获上海市科技进步二等奖、上海市浦东新区科技进步一等奖、中华医学会科技进步三等奖等科技奖项 5 项;以第三、第四完成人获上海市科技进步二等奖、教育部高等学校科学研究优秀成果奖(科学技术)二等奖等奖项 7 项。

糖代谢紊乱的新风险机制
研究及临床应用推广

主要完成人　陆颖理　王宁荐　夏芳珍　陈　奕　楼青青　翟华玲　韩　兵
李　琴　姜博仁　张　雯
完成单位　上海交通大学医学院附属第九人民医院

内容简介：

中国人群糖尿病患病率上升速度尤为迅猛，超过欧美，不能简单用经济发展单独解释。本课题组围绕营养卫生（饥饿和饱食交替）、环境重金属污染、免疫及性激素等进行糖代谢紊乱新风险及其机制系列研究，取得了以下重要成果。

1. 提出生命早期营养饥荒叠加后期营养过度引起糖代谢紊乱的"二次打击"学说：发现在我国特殊历史期生命早期经历饥荒（1959～1962 年出生，三年自然灾害）继而成年经历营养过剩与成年后糖尿病等糖脂代谢紊乱疾病之间的密切联系，提出饥饿和饱食交替"二次打击"营养失衡学说，发表于国际顶级临床杂志 *JCEM*（影响因子 6.21 分，2 篇）和 *Diabetologia*（影响因子 6.21 分）等。在动物模型进行机制研究，相关内容以封面论文发表于 *Molecular Nutrition & Food Research*（食品营养类排名第一，影响因子 4.55 分）。

2. 探讨发现环境重金属污染可以导致糖脂代谢紊乱的关系：首次发现环境重金属污染暴露与中国成人糖尿病前期、肥胖、非酒精性脂肪肝之间的关系，文章发表于 *Sci Rep*（影响因子 5.58 分）。进一步动物实验研究显示，一定量浓度的铅暴露引起大鼠胰岛素抵抗和脂肪细胞差异甲基化基因的 KEGG 富集区在代谢大范围区域。同时重金属镉暴露与 2 型糖尿病、肥胖、高尿酸血症、男性低睾酮也密切相关。另外，环境污染铅暴露后可导致体外糖脂代谢紊乱与免疫分子 B7H4 相关，文章发表于 *Leukemia*（影响因子 11.7 分）。为保护环境就有可能预防糖代谢紊乱提供了新的科学依据。

3. 研究卵泡刺激素、维生素 D 等激素与糖脂代谢紊乱新关系：首次发现中国人卵泡刺激素（FSH）水平与糖尿病、脂肪肝等密切相关，文章发表于 *Acta Diabetol*（影响因子 3.6

分）。男性低性激素结合球蛋白与糖尿病前期的发病有关，文章发表于 *PLoS One*（影响因子 3.06 分）；男性中可能存在雄激素抵抗现象，文章发表于期刊 *Neuroendocrinology*（影响因子 3.61 分）；用孟得尔随机化分析方法揭示脂肪肝与维生素 D 没有相关性，在 *Hepatology* 杂志（影响因子 13.25 分）修回；激素在人体代谢过程中的重要作用，为在激素方面进行糖脂代谢紊乱的防治打开了新局面。

4. 探索 B7H4 在免疫调节中的作用及在糖脂代谢紊乱中的机制为糖尿病防治提供新策略：B7H4 是 B7 家族的新兴成员，目前研究发现其在肿瘤免疫逃逸、移植排斥和自身免疫性疾病的发生中发挥重要调节作用。B7H4 在胰岛部分与胰岛素共定位，在糖尿病中表达明显下调。深入研究 B7H4 在机体免疫调节中的作用及导致糖脂代谢紊乱的具体机制无疑将为深入研究糖尿病发病机制提供新思路。

5. 率先引进同位素示踪技术研究糖脂代谢紊乱新技术：率先从美国引入同位素示踪技术并应用于上述机制的糖脂代谢紊乱方面的研究。建立了中国首个完整的同位素示踪剂代谢研究室，填补了国内该领域的空白。率先动态研究中国人的糖脂代谢稳态机制，揭示中国人糖尿病发病机制。

在国内外著名杂志上发表关于糖代谢紊乱的新风险机制研究及临床应用的研究论文，其中相关 SCI 收录论文 20 篇。在美国 ADA 和 ENDO 大会上进行交流 10 余次，多次参与国际、国内其他学术会议交流并获得多个奖项。得到世界最大媒体之一英国路透社报道、欧洲 *Endocrine Today* 和美国 CDC 流行病学家 Henry Khan 关注。被 *Nature Reviews Endocrinology* 杂志（影响因子 18.32 分）认为是重要数据，培养的博士研究生获得首届上海交通大学优秀博士论文。

研究成果在上海、浙江、江苏、安徽、山东、吉林、江西、湖南、福建、广西、云南等地得到广泛推广；在美国 ADA 大会上进行交流；举办国际会议和国家级继续医学教育项目 6 项，学员人数逾 3 000 人，来自全国各地；接受日本、印度等国际留学生学习，接受新疆、浙江、云南、上海郊区等全国各地医生进修数百人；培养博士、硕士研究生 60 余名，提出了目前国家慢性疾病预防的重要研究问题。

慢性阻塞性肺疾病发病新机制和干预治疗新措施

主要完成人　白春学　王向东　宋元林　陈　弘　张　静　吴晓丹　陈智鸿
　　　　　　　佘　君　沈　瑶
完 成 单 位　复旦大学附属中山医院

内容简介：

慢性阻塞性肺疾病(简称慢阻肺,COPD)是严重危害人类健康的疾病,由其病急性加重(AECOPD)导致的急性呼吸衰竭,是造成 COPD 死亡的主要原因。但是关于 AECOPD 的原因尚不完全清楚。本项目结合临床与蛋白组学和基因组学,历时 8 年,探索 COPD 发病新机制,治疗新措施,并首次制订《慢阻肺急性加重中国专家共识》,并广泛推广,达到国内外领先水平。创新点如下。

1. 联合蛋白组学和基因组学的方法,采用病史量化程序,把临床资料数字化与血液标本的生物标志物及基因检测结果相结合,发现了多个与 AECOPD 相关的生物标志物,对于预测和判断预后提供了工具。

2. 在国际上,首次发现磷脂酰肌醇-3(PI3K)抑制剂可以显著改善胰酶引起的肺气肿,提示该通路参与 COPD 肺气肿的发生,可作为潜在治疗靶点。发表在呼吸领域顶级期刊 *Chest* 上(影响因子 7.13 分)。

3. 在国内外,首次通过分析我国 COPD 的现状,指出 COPD 防治的重点是规范化诊疗、戒烟和环境治理,尤其是 AECOPD 的诊治规范化对于减少死亡率、提高患者生存质量有重要意义。发表在呼吸领域顶级期刊 *Chest*。

4. 在国际上,首次将物联网技术应用于 COPD 患者诊治管理,并取得优异效果。发表在呼吸领域专业期刊 *I J Copd*(影响因子 2.73 分),在医学领域引起广泛关注。

5. 国际上首次制订《慢阻肺急性加重中国专家共识》,也是本领域的首部慢阻肺急性发作专家共识,为中国专家开展 AECOPD 诊治提供指导建议。发表在呼吸领域专业期刊

I J Copd 上,引起业内好评。

制订国内首部《AECOPD专家共识》,主编呼吸领域专著《临床呼吸病学》等。发表代表性论文20篇,其中SCI收录18篇(影响因子64.45分),被引298次;举办国际、国内会议20余次,包括国际呼吸病学暨美国胸科学会联合论坛(ISRD & ATS),吸引来自国内外众多专家参会,参会人员共计约18 000余人;举办国际培训班和国家级继续教育学习班40余次,学员3 000余人。应用《AECOPD指南》以及筛选的新靶点,本中心诊治COPD患者2 000余例,推广至全国多家医院,诊治COPD患者9 300余例。显著改善了患者的预后,提高其生活质量。

提高胰腺癌长期生存率的关键技术的建立和临床应用研究

主要完成人　沈柏用　彭承宏　詹　茜　陈　皓　邓侠兴　李宏为　方　圆
　　　　　　　　陆熊熊　程东峰　谢俊杰
完成单位　上海交通大学医学院附属瑞金医院

内容简介：

本项目属于医学领域的外科学。围绕提高胰腺癌临床诊治水平建立了一系列安全有效易于推广的新技术,同时较深入地开展了应用基础研究,取得以下重要创新性成果。

一、提高胰腺癌的总体生存率

1. 科学规范淋巴结清扫:回顾分析 151 例胰头癌根治术,并行小样本前瞻性研究,发现第 8、14 组淋巴结转移率分别为 4% 及 19%,据此首次提出淋巴结清扫应包括 12a、12p、8p、14c/d,至此淋巴结清扫数量从 18.14 枚增加到 27.30 枚,淋巴结阳性率(LNR)从 0.06% 提高到 0.09%。临床实践证实,遵循上述淋巴结清扫可明显提高患者长期生存率。

2. 胰肠吻合新技术:系将肠道与胰管间吻合改为与胰腺全层吻合。其优点:①胰腺残面与空肠最大限度紧贴;②减少胰腺残面损伤和针眼瘘。随访结果,胰瘘发生率从 16% 降至 2.3%,总体并发症率由 48% 降至 19.5%。

3. 在国内首次建成胰腺导管腺癌 PDX 模型 45 例,临床结合基因测序的结果对先导靶向药物进行筛选。目前,已根据筛选的结果指导中晚期胰腺癌患者进行新辅助化疗 17 例,相比同期经验治疗组($n = 29$),R_0 切除率从 26.3% 提高到 57.1%($P < 0.01$),1 年生存率从 74.1% 提高到 91.7%($P < 0.01$)。

二、实现胰腺癌的微创治疗

1. 首次在国际上论证了机器人胰腺恶性肿瘤手术的安全性与有效性:①首次提出"隧

道先行,自下而上,两翼外展,由近至远"的手术入路;②机器人组术后恢复时间显著短于开腹组;两组术后并发症发生率及围术期死亡率分别为35.0%、40.0%与1.7%、2.5%,差异无统计学意义;③肿瘤的根治性:机器人组与开腹组的 R_0 切除率及淋巴结清扫程度差异均无统计学意义。两组患者中位及无病生存期差异无统计学意义(25.0 *vs* 24.0 个月, $P = 0.691$;23.0 *vs* 21.0 个月, $P = 0.673$)。

2. 首次实施国际上至今最大样本的"机器人辅助保留十二指肠胰头切除术"。

三、基础研究

1. 分子标记物:首次报道胰腺实性假乳头状瘤蛋白标识物;证实 H2AK119 单泛素化水平及 H3K27 三甲基化水平与胰腺癌转移及患者预后密切相关。

2. 分子机制:首次报道转录抑制因子 Snail 调控组蛋白泛素化水平促进胰腺癌转移的详细机制;miR - 329 通过 GRB2 调控胰腺癌细胞生长的分子机制;核磷蛋白 NPM1 等在胰腺癌细胞能量代谢中的作用机制。

迄今,课题组已累计完成3 910例胰腺癌外科综合治疗,2 189例长期随访患者中,5年及以上生存者452例,总5年生存率13.8%,根治术5年生存率19.5%,整体疗效居国内领先、国际先进水平之列。发表代表性论文20篇,其中 SCI 收录20篇,总影响因子88.37分,被引用259次。主编专著3部,参编7部。主编的《机器人胰腺外科手术学》列入"十二五"国家重点图书。应邀参加国际学术会议做专题报告37次,担任大会执行主席19次,连续2年获国际机器人外科大会发言一等奖。国际临床机器人外科协会主席 Giulionatti 评价该项目开展的"机器人辅助保留十二指肠胰头切除术"具有原创性。研究成果广泛应用于全国16个省、市、自治区33家医疗机构并取得良好临床治疗效果。2012年受邀成为全球网络大学的授课单位,为多个国家培训千余名胰腺外科医师。研究结果已纳入中华医学会编制的《胰腺癌诊治指南》。

新型 0.1 mm 聚四氟乙烯(PTFE)带瓣外管道重建右心室流出道的临床应用

主要完成人 贾　兵　张惠锋　叶　明　单亚平
完成单位 复旦大学附属儿科医院

内容简介：

　　带瓣外管道应用于重建右心室与肺动脉连接,治疗肺动脉闭锁、动脉单干、重症法洛四联症等复杂先天性心脏病,对于减少肺动脉反流和保护右心室功能极其重要。特别是近年来对于法洛四联症术后随访的研究,发现肺动脉返流可引起右心室的扩大和右心功能的降低,与术后中远期患者的心律失常和猝死密切相关,而适时植入人工瓣膜可以保护和改善右心功能。然而,国内仍然缺乏西方心脏中心临床应用的 Homograft 和 Contegra,且传统生物带瓣外管道的高衰败率限制了其在右心室流出道重建中的应用。因此,国内带瓣外管道的匮乏在一定程度上限制了复杂先天性心脏病手术治疗的发展。

　　本研究采用已经应用于临床的聚四氟乙烯(polytetrafluoraethylene, PTFE)薄片和 Gore-tex 人工血管成功研制出一种新型带瓣外管道,同时自行研发相关缝制模具,简化缝制过程,具有高度的可复制性和操作性。新型带瓣外管道表现出了优异的体外流体学性能,初步应用于临床,早中期效果确切,衰败率低,有望替代传统生物带瓣外管道。整体水平处于国内同领域领先地位,且部分处于国际领先水平。该研究的重大意义以及创新点如下。

　　1. 该课题提供了一种抗反流确切、衰败率低的新型带瓣外管道,具有重要的临床价值和应用前景,填补了国内带瓣外管道研制的空白。

　　2. 该新型带瓣外管道表现出良好的血流动力学,在建立右心室流出道的同时,有效改善肺动脉反流,从而保护了右心室的功能,提高患儿术后生存质量。

　　3. 西方常用的生物带瓣外管道仍然存在较高的衰败率,需要多次手术更换,该课题另辟蹊径,采用极其惰性的合成材料膨体 PTFE 来制备带瓣外管道,动物实验证实具有较高的生物相容性和低衰败率的特点,具有明确的先进性。

4. 国外学者报道了不同的带瓣外管道缝制方法，无法保证缝制的可重复性和统一性，该课题在国内外首次自主研制两种缝制模具，简化了缝制流程，规范了缝制方法，确保了新型 0.1 mm PTFE 带瓣外管道的可复制性和高质量，具有很高的独创性。

该新型 0.1 mm PTFE 带瓣外管道已经在复旦大学附属中山医院、上海交通大学附属儿童医学中心等 8 个国内多家医学中心得到临床应用，取得满意效果。并获得 2 项专利以及第 31 届上海市科技创新三等奖。

项目完成单位的心血管中心在国内处于领先地位，在复杂先天性心脏病的内外科治疗上有丰富的经验。第一完成人为复旦大学附属儿科医院心血管中心主任，在小儿先天性心脏病外科治疗上有较高造诣，发表论文 110 篇，SCI 收录 16 篇，单篇最高影响因子 53.25 分，主编《小儿胸心外科学》；获得专利 2 项，创建多项新技术和手术模式，牵头制定多个专家共识；主持国自然基金、国家重点研发计划等多个国家级项目；先后获得上海市银蛇奖、教育部科学进步三等奖、中华医学会科技进步三等奖、上海市科技创新一等奖等多个奖项。多次应邀赴美国、韩国等国家做学术报告，每年主办国际会议和国家级学习班。

符合中国国情的喉癌治疗策略
基础与临床研究及推广应用

主要完成人 周 梁 陶 磊 吴春萍 谢 明 陈 慧 高春丽 龚洪立

曹鹏宇 张 铎 任恒磊 杜怀栋

完成单位 复旦大学附属眼耳鼻喉科医院

内容简介:

喉癌是头颈部常见和多发的恶性肿瘤,这不仅是致死性疾病,也是致残性疾病,同时还呈现出年轻化的发病趋势。以往的喉癌治疗主要以延长患者生命为目标,对生活质量关注甚少,喉功能的保留未引起足够重视。随着生活质量的提高,越来越多的患者渴望在提高生存率的同时尽可能保留发音功能,提高生活质量。鉴于此,在过去的十余年间,本项目组致力于符合我国国情的喉癌规范化治疗的基础与临床研究,力求通过多方向全方位的基础和临床研究,解决目前广大喉癌患者生活质量差的难题,提高全国的喉癌治疗水平。本项目组围绕喉癌细胞株的建立、肿瘤干细胞、肿瘤基因、肿瘤微环境、靶向药物给药载体等方向进行基础研究;以喉功能保留为核心开展了功能保全性喉癌规范化治疗的临床研究和技术推广,取得了一系列成果。

1. 在国内成功建立了新的喉鳞癌细胞系——FD-LSC-1,解决了目前国内喉癌细胞系缺乏的难题。该细胞系已经在全国得到广泛应用,推动了喉癌研究的发展。

2. 在国内首次分离并鉴定 CD133$^+$ 喉癌干细胞及侧群细胞,揭示了喉癌干细胞特异性基因在喉癌发病机制中的作用以及影响喉癌干细胞生长的微环境调控因子,为开展喉癌靶向治疗提供了充分的科学依据。同时,在国内率先筛选出喉癌特异性 miRNA 表达谱和 lncRNA 表达谱,促进了喉癌的精准化治疗,力求最大限度保留喉功能。

3. 在免疫微环境方面,本项目组首次发现喉癌相关中性粒细胞可以显著抑制 CD4$^+$/CD8$^+$ T 细胞增殖及活化;阐明了肿瘤相关中性粒细胞和调节性 T 细胞是喉癌抑制性肿瘤免疫微环境的重要参与者,为开展免疫治疗奠定了夯实的理论基础。在生物微环境方面,本项目组首次明确了人体喉黏膜部位微生物菌群的动态性结构,创新性地发现幽门螺杆菌（H. pylori）感染是喉癌的危险因子,为喉癌治疗提供了新策略,将使喉癌的功能保留效果上了一个新台阶。

4. 本项目组首次采用主动靶向策略,以 EGFR 作为喉癌治疗靶点,构建多肽 GE11 介导的靶向给药系统,解决了目前化疗药物靶向性差的难题,大幅度提高了化疗药物的作用,使喉癌患者的生存率和功能保留率都显著提高。

5. 在国内率先建立了保留喉功能的喉癌手术,首次成功完成"环状软骨上部分喉切除术",进行全喉切除术后发音重建的研究。组建多学科联合诊疗中心开展喉癌的综合治疗,并且在全国范围内推广,在保证生存率的同时,提高了喉功能保留率,得到国内外同行的高度评价。

本项目组获得 2 项实用新型专利,执笔了《CSCO 头颈肿瘤诊疗指南》,在权威杂志上发表了多篇 SCI 收录论文。项目成果在美国头颈年会、国际头颈联盟会议、全国耳鼻咽喉年会等重大会议中进行交流和推广,获得广泛好评。成功举办国际头颈肿瘤联盟巡讲等国内外大型会议和头颈肿瘤国家继续教育学习班推广关键技术,累计参与人数达 1 000 余人。研究成果已经在多家大型医院应用,极大地提高了我国喉癌的规范化治疗水平。

补肾健脾论治慢性乙型肝炎的理论创新和临床实践

主要完成人　高月求　王灵台　李晓东　孙学华　李　曼　周振华　张　鑫
　　　　　　　　朱晓骏　吴辉坤　盛国光　任　朦
完成单位　上海中医药大学附属曙光医院、湖北省中医院

内容简介:

慢性乙型肝炎(CHB)是我国最为常见的重大传染病之一。本研究团队长期从事中医药防治 CHB 的临床和基础研究。依托"十一五"国家传染病科技重大专项,通过全国多中心大样本的临床研究,明确了 CHB 患者的中医病机特点,建立了"补肾健脾论治 CHB"的治疗方案,以乙型肝炎 e 抗原(HBeAg)阴转率和肝脏病理为主要疗效指标,证实该方案可显著提高临床疗效,并明确了该方案治疗 CHB 的主要免疫调节机制。

1. 明确 CHB 的中医病机特点,建立"补肾健脾论治 CHB"的治疗方案:中医学认为 CHB 病位在肝、脾、肾三脏,在全国 12 家三甲中医院收集 1 129 例 CHB 患者中医四诊信息。快速聚类分析表明,脾虚湿热兼肾虚证 783 例(92.30%),其中脾虚湿热兼肝肾阴虚证 948 例(84.00%),脾虚湿热兼脾肾阳虚证 94 例(8.30%),另外脾虚湿热兼肝气郁结证 87 例(7.70%)。由此明确脾虚湿热兼肾虚是 CHB 的主要病机,确立"补肾健脾论治 CHB"的治疗策略。

2. "补肾健脾论治 CHB"的治疗策略,可显著提高 HBeAg 的阴转率、降低 HBV DNA、HBsAg 水平,明显改善肝脏炎症和纤维化程度:①补肾健脾方联合恩替卡韦将 HBeAg 转阴率提高了 10.12%,促进 HBV DNA 的下降;②补肾健脾方联合恩替卡韦将 HBeAg 阴性 CHB 患者的 HBsAg 阴转率提高了 3.03%;③补肾健脾方联合恩替卡韦治疗后,炎症分级 G2~G3 患者从 94.1%降到 66.6%,纤维化分级 S3~S4 患者比例从 27.4%降到 15.7%;④补肾健脾方联合干扰素可明显改善患者临床症状,提高 ALT 复常率、HBeAg 阴转率和血清学转换率,抑制 HBV 复制;⑤补肾健脾方联合拉米夫定可提高 HBV DNA 阴转率和

HBeAg 的血清学转换率,降低病毒的耐药率。

3. "补肾健脾论治慢性乙型肝炎"的免疫调节机制,主要与改善外周血 T 细胞亚群、树突细胞(DC)、NKT 细胞、NK 细胞的功能有关:①补肾健脾法可改善患者外周血 Th1/Th2 与 Tc1/Tc2 细胞之间的平衡,减少 $CD4^+CD25^+$ Treg 细胞频数,降低其 Foxp3 的表达水平;②补肾健脾法可降低患者外周血 $CD4^+$ T、$CD8^+$ T 细胞的 PD-1 表达,降低 DC 和 mDC 的 PD-L1 表达水平;③补肾健脾法可明显促进 DC 表达 CD86、CD80、CD40 和 CD11c 的表达,增强混合淋巴细胞反应的刺激指数,且促进 IFN-γ 和 IL-12 的表达;④补肾健脾法可增加外周血 NKT 细胞的频数,促进 IFN-γ 的分泌,减少 IL-4 的分泌;⑤补肾健脾法可降低 $CD4^+$ 细胞、$CD8^+$ 细胞和 NK 细胞分泌颗粒溶素、IFN-γ,降低 $CD8^+$ 细胞表达颗粒酶 B、TNF-α,NK 细胞表达的穿孔素、颗粒溶素。

4. "补肾健脾论治慢性乙型肝炎"的体外研究发现,其抑制肝细胞自噬与抗病毒疗效相关:①补肾健脾方的药物血清能够明显抑制乙型肝炎细胞模型 HepG2.2.15 细胞分泌的 HBsAg 和 HBeAg 的表达水平;②应用 GFP-LC3B 质粒转染 HepG2.2.15 细胞,饥饿法能够诱导转染后的 HepG2.2.15 发生自噬;补肾健脾方干预后,HepG2.2.15 表达的点状 GFP-LC3B 和自噬体均明显减少,其与 LC3B Ⅱ/Ⅰ 比值明显有关。

本项目在明确慢性乙型肝炎的中医病机为脾虚湿热兼肾虚的基础上,建立了"补肾健脾论治慢性乙型肝炎"的治疗方案。该方案在上海和全国中医医院推广应用十余年,并作为国家中医药管理局中医肝病重点专科协作组共 45 家单位集体验证评价,取得良好的社会效益,已获得授权专利 1 项,发表 SCI 收录论文 6 篇。

消化道肿瘤的表观遗传调控及早期诊断研究

主要完成人 颜宏利 刘 辉 王 越 郝立强 蒋俊锋 汪珍光
完 成 单 位 上海长海医院、上海东方肝胆外科医院、中国人民解放军海军军医大学

内容简介：

肝癌等消化道肿瘤起病隐匿,发病率和病死率高,严重危害人民健康。项目组团队紧紧围绕肿瘤侵袭转移、早期诊断这一重大科学问题,从乙型肝炎病毒（HBV）整合、DNA 甲基化、微小 RNA、长链非编码 RNA 等表观遗传角度开展研究,相关研究结果相继发表于 *Hepatology*、*Nature communications* 和 *Oncogene* 等杂志,申报书遴选的 20 篇通讯作者代表性论文中,其中影响因子大于 10 分的论文 2 篇,最高影响因子为 13.25 分,总影响因子 110.14 分,SCI 总被引 307 次。出版专著 3 部,申请专利 15 项,并多次在国际学术大会做报告。主要成果创新点如下。

1. 年轻肝癌患者起病更为隐匿,恶性程度高,预后更差。颜宏利等发现 HBV B2 基因型在早发肝癌中多见,而 HBV C2 在晚发肝癌中多见。HBV 在基因组中并非随机整合,而通常以"微同源重组"的方式整合在重复序列区。首次在早发肝癌人群中发现 8q24 区是 HBV 整合热点（12.4%）,而在晚发肝癌中该位点整合率很低。进一步功能验证发现 HBV 整合后能引起 MYC 和 PVT1 表达增加,促进肿瘤发生。进一步研究发现,HBV 在 8q24 的整合位点不仅在肿瘤细胞中检测到,而且能够在相应患者的外周血淋巴细胞中检测到。大三阳母亲的卵细胞和废弃囊胚期胚胎,发现该整合位点同样能够在部分卵细胞和囊胚期细胞中检测到,证实了 HBV 的整合能够发生在母亲的卵细胞。这意味着该整合位点很可能发生在生殖细胞,是一种"生殖系整合"。这些研究具有非常重要的意义:一方面是发现早发肝癌的高频整合位点,为开展早发肝癌的预防性筛查提供了分子标记物;另一方面,发现 HBV 能够通过整合将致病整合位点母亲卵细胞或生殖细胞传递给下一代,提出 HBV 垂直整合的新机制。上述结果发表于 *Hepatology* 杂志（影响因子 13.25 分,第一作者和通讯作者）,并

被邀请在第五届国际肝脏学大会上作大会报告。

2. 颜宏利等发现启动子 DNA 甲基化不总意味着基因表达沉默,也能够激活基因的转录,阐明了 DNA 甲基化调控基因表达的新机制;建立了基于血浆游离 DNA 和 DNA 甲基化分子分型新方法,为临床新辅助放化疗提供个体化方案。上述研究发表在 Oncogene 杂志(影响因子 8.46 分,第一作者和通讯作者),审稿人给予了很高的评价,认为该论文为认识 DNA 甲基化在肿瘤细胞中的作用提供了新的视角。

3. 王越等发现了以非编码 RNA linc‐RoR、GAS5、snoRNA 7A 为代表的一系列肿瘤干细胞自我更新调控分子,首次提出了一种新的表观遗传学调控机制:内源性 microRNA 海绵效应并阐明了相关分子的信号传导通路和作用机制。文章发表在 *Nature Communications*、*Stem Cells Translational Medicine* 等杂志。耶鲁大学干细胞中心主任 Lin Haifan 同期发表的述评文章指出:"这项工作开创了人胚胎干细胞中 ceRNA 研究的先河,具有重要的意义"。*Nature China*、*F 1000 Prime* 重点推荐。

4. 刘辉等发现 Shp2 通过扩增 β‐catenin 信号通路,促进肝细胞更新分化及循环肿瘤干细胞扩增,从而导致耐药,促进转移。发现 DKC1 主要通过激活 AKT/mTOR 信号通路,促进肝癌细胞的生长以及肝癌患者的发生、发展。开发了固体脂质纳米粒为载体,负载传统中药姜黄素,或者 DNA 疫苗进行肿瘤研究其抗炎效应及分子机制。以上研究在 *Hepatology* 等杂志发表 SCI 收录论文 12 篇,申请专利 8 项。

该项目紧紧围绕肝癌等消化系统疾病的侵袭转移机制与早期诊断开展研究,从 DNA 甲基化、microRNA、长链非编码 RNA 等表观遗传角度,系统筛选了低氧肝癌组织中特征性表达的 lncRNA 谱,深入研究了与 lncRNA GAS5 相互作用的关键蛋白分子及其促进胚胎干细胞自我更新的分子机制。阐明了肿瘤低氧微环境 P53 介导细胞凋亡和 c‐myc 介导新生血管形成和转移的两种新机制,为肿瘤靶向治疗提供了新的思路和干预靶点。提出 DNA 甲基化不仅能够抑制基因转录,而且可以通过和转录抑制复合物相互作用,激活基因表达的新调控机制,为阐明 DNA 甲基化在肿瘤细胞中的作用提供了新的视角。建立了基于血浆游离 DNA 和 DNA 甲基化分子分型新方法,为临床新辅助放化疗提供个体化方案。相关研究结果相继发表于 *Hepatology*、*Journal of Hepatology*、*Oncogene* 等杂志,申报书遴选的 20 篇通讯作者代表性论文中,其中影响因子大于 10 分的论文 2 篇,最高影响因子为 13.25 分,总影响因子 110.14 分,SCI 总被引 307 次。申请专利 15 项。多次在国际学术大会做报告。

2018 年

上海市医药卫生系统

荣获上海市科学技术奖科研项目

2018 年上海市医药卫生系统荣获上海市科学技术奖项目列表

自然科学奖(一等奖)

项目名称	主要完成人				完成单位
肿瘤细胞代谢感受的调控机制及其病理效应	雷群英 林瑞婷	吕　雷	赵　地	邹绍武	复旦大学附属肿瘤医院、复旦大学、同济大学附属第十人民医院
复杂蛋白质群调控与功能研究	吴　强	黄海燕	甲芝莲		上海交通大学
乙型肝炎慢性化的多重新机制及治疗策略研究	袁正宏 闻玉梅	陈捷亮	谢幼华	李建华	复旦大学

技术发明奖(三等奖)

项目名称	主要完成人				完成单位
基于国人解剖学特征单髁置换假体参数优化的关键技术及应用	涂意辉 蔡珉巍	薛华明 刘晓东	马　童 杨　涛	文　涛	同济大学附属杨浦医院

科技进步奖(一等奖)

项目名称	主要完成人				完成单位
颞下颌关节外科创新技术与实践	杨　驰 房　兵 马志贵 邱亚汀	陈敏洁 蔡协艺 沈　佩 杨秀娟	张善勇 白　果 谢千阳	何冬梅 郑吉驷 张晓虎	上海交通大学医学院附属第九人民医院
麻醉策略影响围术期肿瘤免疫综合技术的临床应用	缪长虹 钟　静 孙鹏飞 孙志荣	陈万坤 许平波 王惠惠 朱　彪	徐亚军 翁梅琳 陈祥元 申丽华	朱敏敏 陈家伟 吴启超	复旦大学附属肿瘤医院
心脑血管药效学平台技术体系构建及应用	缪朝玉 耿仲毅 蔡　犇 李志勇	苏定冯 王　培 程明和 张赛龙	张　川 刘　冲 刘建国 陈勇灵	卢　敏 徐添颖 刘爱军	中国人民解放军海军军医大学、浙江永宁药业股份有限公司、江苏吉贝尔药业股份有限公司
分子生物学、功能影像学对阿尔茨海默病早期精准诊断及疗效监测的关键技术	王培军 赵小虎 张　炜 李铭华	韩　璎 蒋田仔 席　芊 高晓龙	申　勇 陈双庆 倪　炯	范　勇 王湘彬 江　虹	同济大学附属同济医院、首都医科大学宣武医院、中国科学技术大学、中国科学院自动化研究所

续　表

项目名称	主要完成人				完成单位
肺癌精准化诊疗策略建立与推广应用	周彩存 李雪飞 李　玮 李嘉瑜	任胜祥 陈晓霞 吴凤英	蒋　涛 高广辉 赵　超	苏春霞 周　斐 何雅亿	同济大学附属上海市肺科医院
提高胰腺癌长期生存率的关键技术的建立和临床应用研究	沈柏用 邓侠兴 李鸿哲	彭承宏 李宏为 王新景	詹　茜 方　圆	陈　皓 陆熊熊	上海交通大学医学院附属瑞金医院
骨盆肿瘤精准切除与个性化功能重建的关键技术创新与推广应用	郝永强 艾松涛 赵　杰 王　燎	戴尅戎 严孟宁 王成焘 沈　陆	姜闻博 李慧武 王　磊	廖胜辉 朱振安 武　文	上海交通大学医学院附属第九人民医院、中南大学、上海晟实医疗器械科技有限公司
肝癌个体化外科治疗策略的建立和应用	沈　锋 夏　勇 雷正清	杨　田 王　葵 李　征	李　俊 邹奇飞	张小峰 杨平华	中国人民解放军海军军医大学第三附属医院
病毒相关肝细胞癌预防和控制关键技术的建立与应用	曹广文 赵　平 王　文 倪　武	戚中田 程树群 李　楠 丁一波	殷建华 任　浩 韩　雪 钱耕荪	屠　红 赵兰娟 余文博	中国人民解放军海军军医大学、上海市肿瘤研究所、上海市杨浦区疾病预防控制中心、复旦大学
"扶正治癌"病证结合防治肺癌技术创新和推广应用	刘嘉湘 田建辉 徐蔚杰 姜　怡	李和根 孙建立 周　蕾 朱丽华	许　玲 陈智伟 郭慧茹 董昌盛	刘苓霜 陆　舜 杨　铭	上海中医药大学附属龙华医院、上海市胸科医院
IDH 突变胶质瘤的发病机制及分型应用	毛　颖 陈　亮 史之峰	叶　丹 吴浩强 熊　跃	姚　瑜 陈经宗 管坤良	吴劲松 花　玮 周良辅	复旦大学附属华山医院、复旦大学

科技进步奖（二等奖）

项目名称	主要完成人				完成单位
消化道恶性肿瘤综合介入治疗关键技术的建立与应用	茅爱武 冷德嵘 吴绍秋	纪建松 孙贤俊	奚杰峰 尚鸣异	薛　雷 马　骏	上海交通大学医学院附属同仁医院、丽水市中心医院、南京微创医学科技股份有限公司、同济大学
脑卒中后调节微循环和炎症反应促神经功能修复的研究与应用	李龙宣 孙家兰	李铁军 杨雪莲	江　梅 周　飞	黄丙仓	上海市浦东新区公利医院、广东医科大学附属医院、上海市浦东新区浦南医院
机器人辅助胸部肿瘤精准微创手术的应用推广	李鹤成 张亚杰 韩丁培	罗清泉 项　捷 杨　溯	金润森 陈　凯	黄　佳 杜海磊	上海交通大学医学院附属瑞金医院、上海市胸科医院

项目名称	主要完成人				完成单位
疾病预防控制数据标准体系研究与成果应用	吴　凡 付　晨 蔡任之	袁政安 张　诚 刘捷宸	夏　天 施　燕	夏　寒 朱韫捷	上海市疾病预防控制中心、万达信息股份有限公司
基于多源异构数据的健康服务资源空间规划技术及其应用	罗　力 白　鸽 金　超	付　晨 张天天	金春林 熊雪晨	吴凌放 周奕男	复旦大学、上海市疾病预防控制中心、上海市卫生和健康发展研究中心(上海市医学科学技术情报研究所)
补肾益气异病同治干预气道炎症性疾病的研究	董竞成 刘宝君 杜懿杰	魏　颖 曹玉雪 孔令雯	孙　婧 吕玉宝	张红英 李璐璐	复旦大学附属华山医院
海派中医徐氏儿科治疗哮喘的临床及基础研究	虞坚尔 李利清 赵毅涛	薛　征 吴　杰 明　溪	朱慧华 张新光	白　莉 刘　斐	上海市中医医院
皮肤溃疡"慢性难愈"形成机制及中医学"清-化-补"干预策略	李　斌 韩钢文 王一飞	李福伦 韩昌鹏 范　斌	李　欣 连　侃	邓　禹 刘　欣	上海中医药大学附属岳阳中西医结合医院、成都大学、北京大学国际医院、上海大学
复杂性肛瘘诊疗技术创新与应用	杨　巍 杨烁慧 芦亚峰	郑　德 陆　宏 何　峥	詹松华 瞿　胤	汪庆明 仇　菲	上海中医药大学附属曙光医院、上海康德莱医疗器械股份有限公司
含黄酮类活性成分中药新型给药系统研究与推广应用	谢　燕 袁秀荣 孟倩超	季　光 沈红艺	李国文 杨　骏	玄振玉 史秀峰	上海中医药大学、上海市中西医结合医院、苏州玉森新药开发有限公司、上海市黄浦区香山中医医院、上海玉森新药开发有限公司、上海中医药大学附属龙华医院

科技进步奖(三等奖)

项目名称	主要完成人				完成单位
5-氨基酮戊酸光动力治疗中重度痤疮的技术创新与临床应用	王秀丽 石　磊	鞠　强 王佩茹	张玲琳 张国龙	王宏伟	上海市皮肤病医院、上海交通大学医学院附属仁济医院、复旦大学附属华东医院
基于围绝经期规范管理的子宫内膜癌防治技术与应用	滕银成 徐妍力	陶敏芳 金　凤	艾志宏 孙东梅	王　娟	上海市第六人民医院
功能保全性喉癌规范化治疗的基础与临床研究及推广应用	周　梁 陈　慧	陶　磊 高春丽	吴春萍 龚洪立	谢　明	复旦大学附属眼耳鼻喉科医院
门脉治疗高压技术体系的创建与推广	颜志平 刘清欣	罗剑钧 张　雯	王建华 马婧嵚	龚高全	复旦大学附属中山医院

项目名称	主要完成人				完成单位
心房颤动微创外科治疗的关键技术及其应用	梅 举 丁芳宝	马 南 沈赛娥	姜兆磊 卢荣鑫	汤 敏	上海交通大学医学院附属新华医院
复杂创面组织整复关键治疗技术与临床应用	亓发芝 冯自豪	施越冬 杨 震	刘家祺 张 勇	顾建英	复旦大学附属中山医院
百草枯短期与长期关键毒性研究与干预	周志俊	常秀丽	黄 敏	娄 丹	复旦大学
以患者为中心的耐多药结核病防治技术与策略研究	徐 飚 蒋伟利	胡 屹 李旭亮	王伟炳	赵 琦	复旦大学
妊娠风险预警评估管理	朱丽萍 华嘉增	秦 敏 毛红芳	杜 莉 肖丽萍	许厚琴	上海市妇幼保健中心、上海市嘉定区妇幼保健院、上海市闵行区妇幼保健院

肿瘤细胞代谢感受的调控机制及其病理效应

主要完成人　雷群英　吕　雷　赵　地　邹绍武　林瑞婷
完 成 单 位　复旦大学附属肿瘤医院、复旦大学、同济大学附属第十人民医院

内容简介：

代谢是最基本的生命活动之一。细胞内存在多层次、多种类型的代谢物感受调控方式，其能整合细胞内外代谢的信息来调控生命活动。一旦调控异常会导致包括肿瘤等多种疾病。肿瘤细胞如何采用独特的代谢物感受机制促进肿瘤发生、发展是国际前沿科学问题。本项目属于医学生物化学/分子生物学及肿瘤病理生物学等学科。项目围绕"肿瘤细胞代谢感受的调控机制及其病理效应"这一核心科学问题展开研究，历经十多年努力，揭示了乙酰化修饰在肿瘤细胞代谢感受调控中的作用机制，为代谢修正治疗带来了曙光。项目的创新点如下。

1. 发现代谢酶感受细胞外葡萄糖、叶酸状况发生乙酰化来调控肿瘤代谢：丙酮酸激酶 2（pyruvate kinase M2，PKM2）、柠檬酸裂酶和 3-磷酸甘油醛脱氢酶乙酰化感受细胞外葡萄糖状况，而蛋氨酸酰苷转移酶 Ⅱα 感受叶酸来干扰肿瘤细胞代谢，从而调控肿瘤细胞的生长，发表在 *Molecular Cell*（2 篇），*Nature Communications* 和 *Journal of Biological Chemistry* 杂志。其中 PKM2 第 305 位赖氨酸乙酰化在 *Molecular Cell* 杂志入选特色文章，并配发概述。文章在 Faculty of 1000 推荐为必读等级。此外，*Science Signaling* 杂志编辑也在编辑遴选中高度评价该项工作。

2. 发现代谢酶感受生长信号、氧化应激发生乙酰化来调控肿瘤代谢：PKM2 第 433 位赖氨酸乙酰化感受生长信号来干扰肿瘤细胞代谢，从而促进肿瘤细胞的生长；磷酸甘油酸变位酶感受氧化应激降低乙酰化促进肿瘤细胞生长。成果发表在 *Molecular Cell* 和 *Cancer Research* 杂志。PKM2 第 433 位赖氨酸乙酰化在 *Molecular Cell* 杂志发表并选为封面文章，受到 *Nature Reviews Cancer* 和 *Cancer Discovery* 杂志专文评述。

3. 乳酸脱氢酶 A（lactate dehydrogenase A，LDHA）乙酰化与其胰腺癌中的表达水平

呈显著性负相关;发现 LDHA 第 5 位赖氨酸乙酰化在胰腺癌早期发生明显下调,提示其是潜在的早期诊断标记物;发现乙醛脱氢酶 1A1 乙酰化抑制肿瘤干细胞自我更新。成果发表在 *Cancer Cell* 和 *Journal of Clinical Investigation* 杂志。LDHA 乙酰化受到邀请撰写专题评述。

　　项目完成单位以基础研究与临床密切结合为出发点,注重研究成果服务于临床、优秀人才培养和学术交流合作,为推动学科发展及科技成果转化做出了重要贡献;第一完成人是国家杰出青年获得者、长江特聘教授、重大项目首席科学家和万人计划领军人才,目前担任中国细胞生物学会细胞代谢分会主委、全国医学生物化学与分子生物学会副理事长和上海市生物化学与分子生物学会副理事长兼秘书长;发表 SCI 收录论文 60 余篇,总影响因子 629.66 分,单篇最高 31.38 分,总被他引 8 544 次。先后主持科技部重大科学研究计划项目、国家自然科学基金重大项目、杰出青年、重点项目,上海市科委重点等项目,入选万人计划领军人才、长江特聘教授、科技部国家创新人才推进计划、上海市科委优秀学术带头人,并享受国务院政府特殊津贴。由于肿瘤代谢领域的原创性工作,荣获明治生命科学杰出奖、教育部自然科学一等奖(第五)和二等奖(第一)、中国青年女科学家奖、中国女医师协会五洲女子科技奖、上海市自然科学牡丹奖、上海市自然科学一等奖(第一)等荣誉。研究成果受到王志新院士和 Lewis Canteley 院士的高度关注和评价,多次受到国际冷泉港、美国癌症年会等国内外的会议邀请作报告。项目实施也培养了一批青年人才,其中一名已入选国家青年千人。该成果具有重要的医药开发前景,获上海市自然科学一等奖。

复杂蛋白质群调控与功能研究

主要完成人 吴　强　黄海燕　甲芝莲
完成单位 上海交通大学

内容简介：

　　人类大约 2 m 长的线性基因组如何有机折叠在直径约 5 μm 的细胞核内形成复杂的三维结构是生命科学国际前沿的重大科学问题。本团队长期从事复杂蛋白质群调控与功能的分子遗传学研究，共发表 40 余篇高水平论文，SCI 他引超过 2 800 次。本项目在国家重大科学研究计划(973)项目的支持下，开发了 DNA 大片段在体遗传操作新技术新方法，研究了基因簇编码复杂蛋白质群的转录调控机制，发现了一个重要的三维基因组染色质高级结构形成的自然规律：人类基因组的一维序列包含有决定三维基因组结构的遗传信息，通过 CTCF 的方向性结合能够形成长距离染色质环，进而形成三维染色质高级结构，最终调控基因表达。主要科研发现如下。

　　1. 发现了 CTCF 结合 DNA 具有方向性。证明了 CTCF 结合成千上万的基因组位点对于三维基因组的染色质折叠至关重要。CTCF 结合位点的位置和方向决定了长距离染色质环化的特异性，并且大多数 CTCF 介导的染色质相互作用都建立在正向与反向的 CTCF 位点之间，揭示了基因组三维立体结构是如何由一维 DNA 序列所"编码"，因而阐明了 DNA 遗传信息在三维基因组结构建立与形成中的重要作用。三维基因组奠基人 HHMI 研究员 Dekker 和 MIT 教授 Mirny 在一篇 *Cell* 文章中就 4 处强调了这一重大发现。

　　2. 发现了增强子具有方向性。通过自主开发的 DNA 片段遗传编辑技术，对增强子进行了原位反转，证明其方向性能够决定染色质拓扑结构域的架构和增强子与启动子之间特异性的远距离相互作用，从而在细胞核内物理空间上靠近启动子并激活其特异性转录。内源染色质 DNA 片段反转实验清楚地证明了增强子的方向性，修正了教科书中关于增强子没有方向性的概念，在学术界引起了广泛的反响。*Nature Reviews* 杂志把这一发现作为研究亮点进行了专门特别评述《增强子的方向性对于基因调控至关重要》。

3. 发现了染色质环化在"细胞克隆特异性"启动子选择中的调控机制。阐明了原钙粘蛋白是在大脑皮质和苍白球神经元神经元迁移、连接、树突和轴突发育的新功能。每个原钙粘蛋白的启动子选择是通过与下游远端的增强子形成的特异性染色质环实现的,从而决定了大脑神经元的单细胞"身份密码"和"自我排斥"。美国科学院院士、HHMI 前主席、基因转录领域开拓者、伯克利加州大学 Tjian 教授在 *Cell* 论文中高度肯定了这一发现。

本项目第一完成人曾任 973 首席科学家,上海市优秀学科带头人,享受国务院政府特殊津贴。研究成果已发表一系列包括 *Cell*、*PNAS* 等国际著名学术杂志研究论文,得到了包括哈佛大学、麻省理工学院、牛津大学、剑桥大学、伯克利大学、加州大学旧金山分校、加州大学洛杉矶分校等著名高校国际同行的高度认可。8 篇代表性论文被他引 386 次,包括 17 篇国际顶级期刊(14 篇发表于 *Cell*,3 篇发表于 *Nature*),47 篇发表于 *Cell* 和 *Nature* 子刊以及 8 篇发表于 *PNAS*。

乙型肝炎慢性化的多重新机制及治疗策略研究

主要完成人 袁正宏 陈捷亮 谢幼华 李建华 闻玉梅
完成单位 复旦大学

内容简介:

慢性乙型肝炎(乙肝)由乙肝病毒(hepatitis B virus, HBV)持续感染所致,部分可发展为肝硬化和肝癌,严重危害健康和国计民生。目前,用于治疗慢性乙肝的核苷类药物和干扰素(interferon, IFN)虽可控制 HBV 复制,但均无法有效清除病毒,治愈慢性乙肝。缺乏对乙肝慢性化机制的深入认识阻碍了针对性治疗策略的研发。

本项目十余年来聚焦慢性乙肝发生、发展中"乙肝表面抗原(HBsAg)持续分泌"和"HBV IFN 应答低"两大关键环节,综合运用分子病毒学、免疫学和基因组学等前沿技术,在细胞和动物模型及慢性乙肝患者队列等多个层面,对制约乙肝治愈的瓶颈及其分子机制进行深入研究,并研发针对性治疗策略,取得了系列基础理论创新和若干具转化应用潜力的抗病毒靶点和工具。

1. 揭示 HBsAg 持续分泌并引起乙肝慢性化的关键分子机制:发现 HBsAg 通过多重机制,包括劫持细胞亲环素(CypA)蛋白和利用宿主自噬机制保证自身分泌;大量分泌的 HBsAg 可干扰单核-巨噬细胞和浆样树突细胞的免疫功能,包括选择性下调 TLRs 介导的抗病毒关键炎性因子 IL-12 和 IFN 的产生及诱导抑制性因子表达,有利于乙肝慢性化的建立和维持。

2. 揭示 HBV IFN 应答低及影响功能性治愈的分子机制:发现 HBV 经由病毒聚合酶蛋白拮抗肝细胞内 RIG-I 和 STING 介导的宿主模式识别通路、逃逸天然免疫识别进而阻断 I 型 IFN 诱生,还可通过与宿主 PKC-δ 和 Importin-α5 结合干扰 STAT1 磷酸化及入核,进而削弱 IFN-α 抗病毒效应,为慢乙肝患者 IFN-α 治疗应答低提供了分子层面的解释。

3. 提出靶向 HBsAg 及优化 IFN 抗病毒效应的新型抗病毒策略:设计构建了可靶向

HBV 基因组/HBsAg 的工程核酶和可携带及靶向投递抗病毒分子的 HBV 缺损重组载体，不仅可特异性抑制 HBsAg 等病毒抗原的产生，还可部分降低核内共价、闭合、环状 DNA（cccDNA）含量，与 IFN 联用可进一步增强抗病毒作用；创新性揭示了 IFN - α 新的抗病毒机制，即通过外泌体（exosome）将肝非实质细胞中 IFN - α 诱生的抗病毒分子选择性传递至 HBV 感染肝细胞，进而发挥强有力的抗病毒效应。

　　本项目已在包括 *Nat Immunol*、*Hepatology*、*J Virol*、*J Immunol* 和 *Mol Ther* 等期刊上发表 SCI 收录论文 40 篇，其中 8 篇代表性论文总影响因子 67.48 分，SCI 他引 547 次，最高单篇他引 147 次，获授权发明专利 2 项；受邀在 *Cell Microbiol*、*Antivir Ther* 和 *Natl Sci Rev* 等权威期刊发表综述。相关研究成果深化了对乙肝慢性化机制的理解，并为发展具有靶向性和特异性的功能性治愈慢性乙肝药物、手段和优化 IFN 疗效提供了全新视角、理论依据和技术支撑。

基于国人解剖学特征单髁置换假体
参数优化的关键技术及应用

主要完成人　涂意辉　薛华明　马　童　文　涛　蔡珉巍　刘晓东　杨　涛
完 成 单 位　同济大学附属杨浦医院

内容简介：

骨关节炎好发于中老年,发病率和致残率高。对于终末期关节炎,膝关节置换手术是最佳的治疗手段,主要包括全膝置换术和单髁置换术。单髁置换术作为一种微创的治疗手段,具有更多超过全膝关节置换术的优点,将代替全膝置换成为治疗膝关节单间室关节炎的首选技术。但是,单髁假体来源于进口,技术参数完全按照欧美人种设计,与亚洲人种的解剖学特点不能完全匹配,配套工具常常发生偏差,应用中产生诸多问题,限制了该项优越技术的推广。目前,该技术在国内运用存在以下问题。

缺乏可靠的单髁假体尺寸选择工具,导致假体大小不匹配。缺乏精准的定位引导股、胫骨假体的准确植入,导致假体安置困难、力线偏移等。

本团队 2007~2015 年历时 8 年围绕单髁置换术开展长期的研究,重点围绕假体大小的精准评估和假体位置的精准放置。关键发明点包括:①研发适合中国人特点、高精度单髁假体尺寸选择工具,使假体尺寸更加匹配国人解剖,大大减少误差;②研发精确,便捷的术中定位系统,指导胫、股假体精准植入,大大减少力线不良问题。胫骨侧研发定位系统指导胫骨假体精准置放。同时,股骨侧包括 3 项关键技术。假体植入指示导引技术:首次将自主研发的股骨髁预处理器及指示器配套导引技术应用于单髁置换术,测量精准,操作简单,减少并发症,满足临床医师日常工作的需要;股骨非髓定位技术:研究应用股骨非髓腔定位器,首次提出采用股骨非髓定位法进行股骨假体的置放;股骨髓外定位技术:研发并应用股骨髓外定位器指导技股骨假体的精准置放。本项目经过中国科学院上海科技查新中心查新后认为,项目综合达到了国内领先、国际先进水平。

本项目经上海市科学技术委员会及上海市卫生计生委重大项目,国家自然科学基金资助,并获得杨浦区人才专项发展基金(鼎元资金)转化类资金资助。目前,已获国家发明专利7 项,实用新型专利 5 项。1 项国家专利授权许可于上海市申脉医疗器械有限公司,相关专利产品用于国内 5 家大型医院,取得了良好的经济社会效益。成果发表论文 28 篇,其中 SCI收录期刊 5 篇,中文 23 篇。2010～2015 年连续举办国家级及上海市继续教育项目,国内外大型会议推广、交流 20 次,连续两届获得全国 COA 骨科年会优秀青年论文比赛一等奖。荣获上海市康复医学技奖一等奖 1 项,第八届上海市发明创造专利奖 1 项,上海市优秀发明选拔赛职工技术创新成果金奖 2 次、银奖 1 次。基于微创膝关节单髁置换术的系列创新技术,由涂意辉领衔的关节外科团队于 2016 年 12 月被评为"上海市技师创新工作室"。

基于国人解剖特征研发单髁假体的关键技术,发明生产的工具便捷、精准,大大缩短手术时间,减少并发症,节约了 1/3 的社会成本。患者功能恢复更快,更加优良,疗效确实可靠,同时大大缩短手术医师的学习曲线。

颞下颌关节外科创新技术与实践

主要完成人 杨 驰 陈敏洁 张善勇 何冬梅 房 兵 蔡协艺 白 果

郑吉驷 马志贵 沈 佩 谢千阳 张晓虎 邱亚汀 杨秀娟

完成单位 上海交通大学医学院附属第九人民医院

内容简介：

颞下颌关节是颅颌面唯一的可动关节，主导下颌骨运动，参与语言、咀嚼、呼吸及表情等重要功能。该关节疾病除影响上述功能，还可继发牙颌面畸形。关于手术治疗争议颇多，原因是关节盘复位成功率低、关节重建精确性差和手术器材问题。另外，关节疾病与继发牙颌面畸形属关节、正颌及正畸3个亚学科，分而治之常出现顾此失彼的后果。经30年攻关，项目组提出"关节-颌骨-咬合联合诊治模式"新理念，创建关键技术体系并推广应用，核心成果如下。

1. 颞下颌关节-颌骨-咬合联合诊治模式的构建与实践：基于中重度关节疾病可导致牙颌面畸形的事实，提出联合诊治模式，系统规划手术和正畸计划，将关节与正颌或颌骨重建手术同期完成，缩减手术次数，并配合正畸治疗。最终，实现三者的形态和功能重建，恢复关节功能、重建颌骨及面部外形、重建牙列和咬合功能。通过15年3万余例临床实践，疗效优异。发现关节稳定性是关键点和难点；该模式适用于所有关节疾病的治疗中。

2. 关节盘复位固定技术的研发与应用：对有保存价值的移位关节盘，根据复位的难易程度，分别开发关节镜盘复位缝合技术和开放性锚固技术，包括关节镜专用缝合器、缝线和锚固钉的设计制造，经17年国内32家和国际20家医院1万多例的临床和MRI检查验证，成功率95%以上。其中，关节镜盘复位缝合术被众多国际知名专家誉为国际先驱，是独一无二享誉全球的21世纪里程碑式技术。

3. 创用颞下颌关节-颅底联合重建技术：当关节病变波及颅底，手术难度大、风险高，是国际公认的"手术禁区"。项目组创建关节-颅底联合重建体系，有两大技术突破：①首创采用自体骨瓣同期重建颅底＋关节，将"不能修复"变为"能修复"。经100例10年随访，成功率 97%。②首创采用胸锁乳突肌为蒂的半胸锁关节重建髁突,具有良好的血供,解决了化脓性关节炎等手术不宜同期重建关节的国际难题。经 62 例 7 年随访,成功率为 98.4%。

4. 开发颞下颌关节外科数字化技术平台:创建颞下颌关节外科数字化诊疗平台,提供精准手术方案设计,通过 CAD/CAM 技术设计制造多种数字化手术导板,指导手术截骨、假体和植骨固定。经 1 352 余例 8 年应用,具有降低手术风险、提高精准性和稳定性、减少手术用时等优势。获多项发明专利,其中国际首创骨修整导板组件被"人工颞下颌关节之父"Peter Quinn 教授誉为"人工关节历史上重大技术创新"。

本项目技术成果共诊治患者 4.3 万余例。获批国际发明专利 3 项,国内发明专利 8 项。编著国内外专著 20 本;发表论文 137 篇,SCI 收录论文 81 篇,共被他引 593 次。主办国际会议 3 次,特邀大会发言 22 次,主办国家级继续教育学习班 6 次,共 1 300 余人次参会。技术成果在国内外广泛推广,国际 21 家、国内 48 家单位应用,诊治患者超过 1.5 万例。国际手术演示 10 国 14 次,国际访问学者 65 人次。

麻醉策略影响围术期肿瘤
免疫综合技术的临床应用

主要完成人　缪长虹　陈万坤　徐亚军　朱敏敏　钟　静　许平波　翁梅琳
　　　　　　　陈家伟　　孙鹏飞　王惠惠　陈祥元　吴启超　孙志荣　朱　彪
　　　　　　　申丽华
完 成 单 位　复旦大学附属肿瘤医院

内容简介：

　　肿瘤是严重威胁人类健康和社会发展的疾病,以外科手术为主的综合治疗是目前实体肿瘤的主要治疗方案之一,但肿瘤术后的转移复发仍然是国内外临床治疗的难题。这除了与肿瘤自身生物学特性、病理分期和手术操作相关外,也与影响围术期免疫功能的因素密切相关。本项目历时10年攻关,从基础研究、技术创新到临床实践,提出在围术期——这是肿瘤转移复发的关键时期,具有保护患者抗肿瘤免疫功能的麻醉综合技术,并进一步阐明围术期麻醉策略保护免疫功能的具体机制,为寻找肿瘤治疗靶点,加快患者术后恢复乃至改善患者中远期预后提供了理论依据和临床指导。主要创新成果如下。

　　1. 建立围术期保护肿瘤患者免疫功能的麻醉和镇痛方法:在国际上率先总结并提出在围术期可通过采用联合麻醉及镇痛方式减少肿瘤患者术后转移复发的新观点,并研究发现联合麻醉及镇痛方式是通过改善患者抗肿瘤免疫功能达到改善远期预后的具体机制。该方式可在围术期通过降低肿瘤微环境中促血管生成因子血管内表皮生长因子(VEGF)- C 和白细胞介素(IL)- 6 的水平,并减少 T 细胞免疫向 Th2 细胞型漂移等机制减轻手术应激对患者抗肿瘤免疫的抑制作用,从而改善患者远期预后。作为项目发起单位,我们已组织开展了多项国际多中心临床研究。

　　2. 提出保护肿瘤患者抗肿瘤免疫功能的麻醉药物选择和围术期禁食策略:国际上首次发现全凭静脉麻醉(TIVA)中的关键药物丙泊酚可以作用于 NMDA 受体,通过 CAMKII - ERK 通路抑制肿瘤细胞的有氧糖酵解作用,从而降低肿瘤细胞的增殖和侵袭潜能。并在国际上首次提出了通过围术期禁食抑制 M2 型巨噬细胞极化,改善患者抗肿瘤免疫功能并减少肿瘤转移的新方法。

3. 发现手术创伤抑制抗肿瘤免疫功能并促进肿瘤转移复发的新靶点:在国际上首次报道了 MFHAS1、COL11A1 等作用于抗肿瘤免疫系统并参与调节肿瘤恶性进程的治疗新靶点,提出手术创伤可以通过程序性死亡受体- 1(PD1)通路抑制 T 细胞免疫功能的新机制,为围术期保护患者抗肿瘤免疫功能提供了新线索。

本项目先后在 *Cell Death Dis*、*Anesthesiology*、*Cancer Immunol Immunother*、*Anaesthesia* 等国内外期刊发表论文 60 余篇,其中 SCI 收录 47 篇,累计影响因子超 150 分,累计他引共 280 余次,多次被 *Nature Reviews Clinical Oncology*、*Ann Oncol*、*Clin Cancer Res*、*Ann Surg*、*JAMA Surg* 等刊物正面引用。主编及参编专著 10 余部,编写《专家共识》2 部。本项目组先后在 2014—2017 年全球肿瘤患者围术期管理大会、2016 年世界麻醉医师大会、2016 年美国麻醉医师协会(ASA)大会等国际学术会议上发言 6 次,全国麻醉年会上发言 20 余次,得到了国内外同行专家的高度肯定和赞扬。连续主办 7 届全国"围术期麻醉管理与患者术后康复、转归及预后新进展"学习班,学员总数已达 2 500 余人次。项目实施期间,先后培养国家自然科学基金面上项目 1 人,国家自然科学基金青年基金 1 人,上海市优秀学术带头人 1 人,上海市"浦江人才"计划 2 人,博士研究生 6 人,硕士研究生 5 人。项目完成单位施行肿瘤手术例次在国内四大肿瘤中心连续 6 年居于首位,获得上海市卫计委首批"重点学科建设"项目(肿瘤患者围术期麻醉策略优化)资助。研究成果在全国 26 家著名三甲医院推广应用,使众多患者接受到更合理有效的肿瘤患者麻醉综合策略,有效地提高了肿瘤患者的治疗效果,延长了术后生存期。主办"论肿道麻"微信平台,且微信平台发布内容已结集出版,有力地推动了我国肿瘤患者围术期麻醉综合策略的推广,产生了显著的社会效益。

心脑血管药效学平台技术体系构建及应用

主要完成人 缪朝玉　苏定冯　张　川　卢　敏　耿仲毅　王　培　刘　冲
徐添颖　蔡　犇　程明和　刘建国　刘爱军　李志勇　张赛龙
陈勇灵

完成单位 中国人民解放军海军军医大学、浙江永宁药业股份有限公司、江苏吉
贝尔药业股份有限公司

内容简介:

心脑血管疾病是致死、致残的第一位原因,严重危害人类的健康和生命,药物研发长期面临挑战。在国家科技部重大新药创制药效学平台项目、"973"项目、"863"项目以及国家自然科学基金重点项目、杰出青年项目等重大重点项目支持下,本项目瞄准国家重大需求缺口,围绕心脑血管重大疾病的药物防治,历经20余年,开展了系统的、与国际接轨的药效学平台建设及应用,取得了以下主要创新。

1. 构建了心脑血管药效学平台技术体系。在分子、细胞、器官、整体水平上,构建了规范、先进的心脑血管药效学平台9个,能满足各种心脑血管药物的体内外药效及机制研究。制订了149项技术的标准化操作规程,建立了18项新指标,创制了16种新模型。在清醒动物血流动力学系列指标动态连续监测、器官损伤评分、胃壁导管给药、药物协同 q 值判断、动物模型、大动物实验、药物机制、靶标研究、化合物高通量筛选等方面,具有技术体系优势,得到国际、国内认可。

2. 应用于心脑血管药物的自主研发和科技服务。完成了国内外36家单位53个药物的心脑血管药效学研究,获批生产和临床试验新药16个,包括自主研发新药4个。新药品种有阿利沙坦酯片等一类化学药、丹参素钠注射液等一类中药、尼群洛尔片等新一代复方抗高血压药、注射用重组人促红素和注射用红花黄色素等国家重点新产品。2个上市药器官保护治疗新概念药效学研究,扩大了药物在全球(阿斯利康的坎地沙坦)和全国(北京双鹤的降压0号)的应用。

3. 应用于心脑血管药物的新机制、新靶标及候选新药研究。阐明我国原创抗休克药山莨菪碱的乙酰胆碱 α7 受体（α7nAChR）新机制，发现和确认烟酰胺磷酸核糖转移酶（Nampt）、乙醛脱氢酶 2（ALDH2）、β-抑制蛋白-1（β-arrestin-1）3 个抗脑卒中新靶标，已有新药获受理和完成药效学申报资料，并发现多个候选新药，为未来新产品发展奠定了重要基础。

在 *Trends in Pharmacological Sciences* 等杂志发表论文 110 篇，SCI 收录论文 86 篇，影响因子 5 分以上 22 篇、10 分以上 4 篇，被 *Lancet* 等专题述评或引用好评，SCI 他引 1 042 次；主编《心血管药理学》专著 2 部。专利授权 29 项，包括美国、日本、韩国等国际专利 6 项。18 个药物成果转移转化、临床应用。培养药理学博士和硕士研究生 200 余名，形成以全国优秀科技工作者、国家杰出青年、优秀青年、优秀博士为代表的人才梯队，担任全国心血管药理专业委员会主任委员，入选教育部创新团队、国家药理学精品课程、国家药理学重点学科。总之，本项目提升了医药科技能力，推动了创新药物研发，促进了学科发展和行业进步，取得了显著的经济与社会效益，为我国建设创新型国家从仿制到创制做出了贡献。

分子生物学、功能影像学对阿尔茨海默病早期精准诊断及疗效监测的关键技术

主要完成人 王培军　韩　璎　申　勇　范　勇　赵小虎　蒋田仔　陈双庆
王湘彬　张　炜　席　芊　倪　炯　江　虹　李铭华　高晓龙
完 成 单 位 同济大学附属同济医院、首都医科大学宣武医院、中国科学技术大学、中国科学院自动化研究所

内容简介：

阿尔茨海默病(Alzheimer's disease，AD)是一种进行性发展的神经退行性疾病,发病率高,危害严重,已成为全球重大公共医疗卫生问题。目前,AD早期诊断缺乏高敏感性、高特异性的分子生物学和影像学标志物,导致AD早期诊断评价的敏感性、精准性不高,治疗效果欠佳。本项目研究建立了中国AD影像数据规范采集与处理分析标准化技术,构建了AD分子生物学、分子功能影像学标志物指标体系,显著提高了AD早期精准诊断的敏感性与特异性,为AD早期精准治疗提供了可靠依据。主要创新点及技术内容包括3个部分。

1. 国际上首先报道了AD和轻度认知障碍(mild cognitive impairment，MCI)患者大脑皮质、脑脊液、血液中β-淀粉样前体蛋白裂解酶1(BACE1)的水平和活性均明显升高,这为新药(BACE1抑制剂)研发提供了关键依据:针对AD早期诊断评价缺乏高敏感性、高特异性分子生物学标志物这一问题,进行了BACE1作用机制研究,并在国际上首先报道了AD和MCI患者大脑皮质、脑脊液、血液中BACE1水平和活性均明显升高,且与Aβ蛋白水平、AD发病风险程度呈密切正相关。这一重要发现,使AD早期诊断的敏感性达95%,特异性达92%,准确性达94%。该研究成果为卫材等公司研发AD治疗新药物——BACE1抑制剂(Elenbecestat等)提供了关键依据。目前,同济医院放射科已参与了BACE1抑制剂Ⅲ期临床试验中的两项。BACE1抑制剂有望延缓甚至逆转AD发生、发展。

2. 研究建立了中国AD影像学数据规范采集与处理分析标准化技术,成为了AD影像学检查技术的国家行业标准:针对AD影像学数据采集与处理分析标准化程度不高这一问

题。本项目研究建立了 AD 影像学数据规范采集与处理分析标准化技术,包括标准化采集序列、采集参数和数据处理分析技术。基于该标准化技术,建立了多中心大样本研究平台,依托国家老年疾病临床医学研究中心成立了"中国 AD 临床前期联盟",已积累 5 000 余例标准化 AD 数据。依托中国微循环学会神经变性病专委会磁共振学组发布了《中国 AD 临床前期联盟技术方案》,成为 AD 影像学检查技术的国家行业标准,为后续构建 AD 智能数据库、智能诊断和预测系统奠定了基础,已获国家自然科学基金重点项目支撑。

3. 建立了 AD 早期高敏感性、高特异性功能影像学标志物和分子影像学标志物,为 AD 早期精准诊断、定量疗效评估、治疗机制探索和精准分子示踪提供了可靠依据:针对 AD 早期诊断评价缺乏高敏感性、高特异性影像学标志物这一问题,该成果在国际上首先建立和应用低频振幅技术、多变量分类器诊断技术、小世界网络特性、^{1}H - MRS 技术等,筛选和确立了 AD/MCI 早期高敏感性、高特异性的功能、分子影像学标志物。应用这些标志物,使 AD 诊断敏感性从 69%~87% 提升至 93%~96%,特异性从 63%~81% 提升至 92%~96%;MCI 诊断敏感性从 63%~79% 提升至 91%~95%,特异性从 59%~75% 提升至 88%~92%。

本项目由 7 项国家级、5 项省市级课题基金资助;共发表论文 198 篇,其中 SCI 收录 140 篇,总影响因子 597.51 分,≥10 分 11 篇,累计引用 3 280 次,单篇最高 211 次;培养研究生 66 名。研究成果在全国 216 家医院得到了推广应用。举办继续教育学习班 30 期,学员达 4 000 余名。在国际会议发言 21 次,国内会议发言 162 次,受众同行 10 000 余人。

肺癌精准化诊疗策略建立与推广应用

主要完成人　周彩存　任胜祥　蒋　涛　苏春霞　李雪飞　陈晓霞　高广辉
　　　　　　　周　斐　李　玮　吴凤英　赵　超　何雅亿　李嘉瑜
完 成 单 位　同济大学附属上海市肺科医院

内容简介：

肺癌是我国发病率和病死率最高的恶性肿瘤。早期诊断准确率低、晚期治疗效果差是肺癌诊疗领域的瓶颈。本项目历时 10 余年,通过基础-转化-临床研究,建立并优化了肺癌精准诊疗策略和全程管理路径,改变了中国肺癌整体诊疗模式。项目的创新点有以下几点。

1. 在国际上率先建立驱动基因阳性晚期非小细胞肺癌(non-small-cell lung cancer, NSCLC)精准化治疗策略和全程管理路径。牵头开展全球首个表皮生长因子受体酪氨酸激酶抑制剂(epidermal growth factor receptor tyrosine kinase inhibitor, EGFR - TKI)治疗突变晚期 NSCLC 的Ⅲ期研究,确立分子靶向治疗的地位;并以转化-临床研究为依托,提出双驱动基因克隆进化新理论,深入解析靶向药物耐药机制,进一步建立全程管理路径,使总生存延长至 3.5 年以上;成果发表于 *Lancet Oncol*、*JCO* 等肿瘤领域国际顶尖杂志,被 10 项国内外权威指南推荐用于临床。

2. 在国内首先确立驱动基因阴性晚期 NSCLC 精准化治疗策略。牵头开展Ⅲ期研究首次证实抗血管生成治疗联合化疗可使驱动基因阴性晚期 NSCLC 总生存提高至 2 年以上,改变一线治疗策略;率先明确循环游离(circulating free DNA,cfDNA)突变特征和循环肿瘤细胞计数指导精准化疗,使无进展生存时间延长 2～3 倍,为驱动基因阴性晚期 NSCLC 精准化治疗决策提供科学依据;成果发表于 *JCO*、*Ann Oncol* 等杂志,被 6 项国内权威指南引用。

3. 建立健全肺癌小标本获取方法和驱动基因快速精准检测平台。建立最为全面的肺癌小标本获取方法并在临床大规模推广应用,完成电子计算机断层扫描(computed tomography,CT)引导肺穿刺/活检 5 万余例,超声支气管镜针吸活检 2 万余例,电磁导航活检/小探头超声 3 000 余例;建立 6 大分子检测平台,完善我国 NSCLC 驱动基因谱,优化检测人群,受邀于 *EJC* 杂志介绍肺癌诊疗"中国速度"。

4. 建立适合中国人群的肺癌早期诊断策略。为克服低剂量螺旋 CT(low-dose CT, LDCT)用于肺癌早期诊断特异性低的缺点,项目最早在国内开展肺癌自身抗体谱和循环肿瘤细胞(circulating tumor cell,CTC)用于早期诊断的研究,发现自身抗体谱或 CTC 联合 LDCT 可将肺癌早期诊断的阳性预测值提高至 95%,并在 6 家三甲医院完成临床验证,2 项产品获批上市,进行推广应用。

成果被写入 10 项国际、国内权威临床指南,授权发明专利 5 项,已在全国 33 家医疗机构推广应用。主编专著 13 部,发表论文 300 余篇,SCI 收录 100 余篇,其中影响因子>20 分的原创性研究 3 篇,被他引超过 4 000 次。培养研究生 86 名,进修医生 1 400 余人。连续 9 年举办国际性会议中德肺癌论坛和 18 届国家级肺癌个体化治疗进展学习班,累计参会 9 500 余人次;100 余次在世界顶尖学术会议就肺癌精准化诊疗成果进行口头/壁报交流。本项目通过 10 余年的探索与攻关,建立了一套全面系统、可复制的肺癌精准化诊疗体系,使晚期肺癌患者总生存延长至 3 年以上,优化了肺癌诊疗医疗资源配置,并提升了我国肺癌研究的国际学术地位。

提高胰腺癌长期生存率的关键
技术的建立和临床应用研究

主要完成人 沈柏用 彭承宏 詹 茜 陈 皓 邓侠兴 李宏为 方 圆
陆熊熊 李鸿哲 王新景
完 成 单 位 上海交通大学医学院附属瑞金医院

具体内容详见第 39 页。

骨盆肿瘤精准切除与个性化功能
重建的关键技术创新与推广应用

主要完成人 郝永强 戴尅戎 姜闻博 廖胜辉 艾松涛 严孟宁 李慧武
朱振安 赵 杰 王成焘 王 磊 武 文 王 燎 沈 陆
完成单位 上海交通大学医学院附属第九人民医院、中南大学、上海晟实医疗器
械科技有限公司

内容简介:

骨盆邻近有消化、泌尿、生殖等脏器及重要血管、神经,解剖复杂。骨盆区域发生肿瘤时,肿瘤切除安全边界难以确定,且切除后骨缺损形态复杂、个体差异大,传统方法无法重建或重建效果不佳,严重影响患者生存时间及生存质量,是公认世界性难题。项目组作为国内从事相关研究最早的团队,突破多项关键技术瓶颈,为骨盆肿瘤精准切除和个性化功能重建技术体系的创建、发展和推广做出了国际领先的贡献。

1. 医工结合,利用 3D 打印技术首创"三位一体"骨盆肿瘤精准切除和个性化功能重建的治疗模式,应用数字医学和 3D 打印技术,通过医工结合创建包含术前 3D 打印个性化骨盆病变模型进行手术模拟,术中利用 3D 打印个性化手术导板辅助肿瘤精准切除、3D 打印个性化金属骨盆进行功能重建的"三位一体"创新治疗模式,并实现研究到临床转化。完成首例金属 3D 打印个性化骨盆假体设计及临床应用,被《中国新闻网》等各大媒体争相报道,引起广泛关注,并在国际上首次开展基 3D 打印技术实现骨盆肿瘤个体化保肢重建多中心研究。

2. 自主研发医学影像快速建模与多模图像配准软件实现骨盆肿瘤边界精准确定应用三维调和场对影像数据进行智能分割,建立半自动交互组织器官三维建模方法,快速有效实现骨与周围软组织的影像分割和三维重建。利用 MRI 功能成像与薄层成像技术,判断肿瘤良恶性与肿瘤软组织部分边界,融合配准 MRI 与 CT 图像获得肿瘤切除安全边界。肿瘤标本边缘病理切片与术前影像肿瘤边界对比,确保肿瘤边界判断的准确性。获得软件著作权 3

项,授权专利 6 项。

3. 自主研发多个型号金属 3D 打印个性化骨盆重建假体,实现成果转化。应用金属 3D 打印技术开发多个型号个性化定制骨盆重建假体,调控微观结构实现力学适配;独特骶骨钩设计将骶骨关节面的剪切力转化为假体对髋臼上缘的压应力;精确设计钉孔方向确保螺钉获得最优固定效果,实现假体即刻稳定;表面优化骨小梁多孔结构通过新骨长入实现假体长期稳定。3D 打印制备梯度结构多孔支架,结合体内生物反应器技术成功构建骨软骨复合 3D 打印活性骨关节。个性化定制骨盆假体产品获专利 4 项和全国唯一个性化定制假体产品注册许可证,已实现成果转化和产业化。

4. 制订骨盆肿瘤个性化治疗模式的技术规范和推广应用。编制《个性化骨盆假体产品技术要求》,发表 SCI 收录论文 83 篇,包括 6 篇发表于 *Biomaterials*、1 篇 ACS *applied materials & interfaces*、1 篇 *Molecular Cancer*、2 篇 *Acta Biomaterialia* 等,总影响因子 299 分;申请专利 70 项,其中授权 48 项;获软件著作权 3 项。将个性化治疗理念和医学 3D 打印技术推广到 23 个省 56 家医院;举办国家级学习班 14 次,参加各类学术会议 108 次;建立国内首个医学 3D 打印创新研究中心。相关成果得到国内外专家高度认同,被评价为"起步早、临床应用经验丰富,在国际上处于领先水平"。

肝癌个体化外科治疗策略的建立和应用

主要完成人 沈 锋 杨 田 李 俊 张小峰 夏 勇 王 葵 邹奇飞
杨平华 雷正清 李 征
完成单位 中国人民解放军海军军医大学第三附属医院

内容简介：

肝癌是我国高发的重大恶性疾病。既往国内外长期研究已使肝癌的总体治疗水平得到明显提高，但疗效的进一步改善面临瓶颈性问题。个体化治疗是推动肝癌治疗进步的关键。本项目系统探索了临床实用的肝癌个体化治疗途径，以进一步提高肝癌外科治疗的远期生存率。

1. 针对早期、巨大、多发、复发性肝癌和肝癌远处（肺）转移等常见或复杂病情，改变既往基于肿瘤分期群体化治疗的传统方法，在国际上率先建立 8 种针对不同肝癌病理、病情的个体化预后预测模型（列线图或评分系统）。采用术前资料建立的模型，提高了治疗方法选择的精确性；基于术后病理建立的模型，明确了术后监测重点对象，实现了个体化选择辅助治疗措施，提高肝癌治疗的效率。如对多发性肝癌，本项目率先根据肝癌生物学特性——肿瘤起源建立预后模型，成为首个个体化手术指征，使术后 5 年生存率达到 44.7%，优于西方和日本、韩国的报道；国际学者评价本项目建立的肝癌远处转移个体化预测，对肝癌转移的早防早治提供独特工具。

2. 针对肝癌抗复发必须个体化但又缺乏实现途径的困难，将病理微血管侵犯（microvascular invasion，MVI）作为抗复发靶标，对术后病理 MVI 阳性患者建立了 5 种抗复发新措施。更重要的是，本项目建立国际首个术前预测个体发生 MVI 风险的评分系统，借此对高风险者有针对性地进行术前抗复发治疗，尤其是可根据个体 MVI 的风险程度，精确选择有利于降低复发的外科治疗方案和具体方法，使肝癌治疗中一系列重要但又有争议，需 MVI 信息的外科治疗决策得以实现。*JAMA Surg* 杂志发表述评，评价本研究"对肝癌术前评估决策这一挑战性问题作出令人感兴趣的贡献"。综合应用抗复发新策略，使 5 年复发率降低 14.2%。相关研究纳入 5 个国际指南。

3. 针对肝内胆管癌(intrahepatic cholangiocarcinoma，ICC)恶性程度高,治疗困难,患者生存期短,在建立国际首个该病个体化分期标准的基础上,施行国际最大量 ICC 肝切除术,对该病的治疗观点和技术进行了系统性创新,如提出针对不同病因采用差异化外科措施,宽切缘切除和降低手术并发症,提高远期生存率等观点,率先建立巨大、多发、复发性 ICC 肝切除技术和患者筛选方法,以及基于生存预测的个体化放射介入抗复发措施等。取得的术后 5 年生存率(35.2%)被国际本领域研究广泛引用,代表当前该病外科治疗远期生存水平;并在国际上唯一报道该病可获得 8.4% 的术后 10 年实际生存率;相关研究纳入 TNM 分期等 3 个《ICC 国际指南》。

在 *J Hepatol*、*Ann Surg*、*JAMA Surg* 等权威期刊发表 SCI 论著 70 篇;研究结果纳入 8 个《国际诊治指南》;主编专著 2 部;牵头承担"十一五""十二五"国家科技重大专项课题"肝癌的规范化和个体化治疗";研究期间施行肝癌手术 12 600 例次;技术推广至全国 200 余家单位,培养肝外科人员 350 名。本项目对提高肝癌外科诊治水平,提升我国肝癌临床研究的国际学术影响力作出重要贡献。

病毒相关肝细胞癌预防和控制
关键技术的建立与应用

主要完成人　曹广文　戚中田　殷建华　屠　红　赵　平　程树群　任　浩
　　　　　　　赵兰娟　王　文　李　楠　韩　雪　余文博　倪　武　丁一波
　　　　　　　钱耕荪
完 成 单 位　中国人民解放军海军军医大学、上海市肿瘤研究所、上海市杨浦区疾
　　　　　　　病预防控制中心、复旦大学

内容简介：

　　本项目属预防医学领域。在国家杰出青年基金、973 计划等资助下，以降低病毒感染者肝细胞癌（HCC）发病率和病死率为目标，针对病因开展了系统研究。主要创新点：①揭示了乙肝病毒（HBV）致癌中病毒变异的累积效应和进化规律，建立了早期预测预警模型；在北京、广西、上海、浙江和江苏的社区及医院中推广应用，覆盖人群 4 000 万，惠及 HBV 感染者 10 余万人，可提前 6～7 年预测 HCC 发生；②发现免疫和炎症通路关键基因的遗传多态性与 HBV 变异有显著交互作用，明确了何种遗传背景 HBV 人群更易发生 HCC，能更精准地预测 HCC 的发生；③揭示了病毒变异免疫逃逸和促癌分子机制，建立了 HCC 特异性预防策略；阐明丙肝病毒（HCV）慢性感染、基因型差异感染以及干扰素耐药的机制；建立了特异性诊断和预防 HCV－HCC 技术方法；开展抗病毒预防，使高危 HBV 感染者 HCC 发病风险下降 50％～60％，惠及肝炎患者 5 万人，实现 HCC 防控"关口前移"；④阐明 HBV－HCC 复发的独立危险因素，证实抗病毒治疗显著降低 HCC 复发；改写了国内外 5 个《HCC 指南》，并被推广应用于临床，4 年生存率提高 82.3％，惠及 HCC 患者 1.5 万余人，具有重大社会效益。

　　本项目共发表论文 132 篇，其中 SCI 90 篇，被引 3 842 次。在 *J Clin Oncol*（影响因子 24.78 分）等发表 20 篇代表性论文被 SCI 他引 530 次；在国际上首次提出"癌症进化发育学"学说，出版《癌症进化发育学》专著，获上海市图书一等奖（一等以上唯一医学专著）；举行 HCC 讲座 60 余次，惠及专业人员和民众 5 万余人；培养研究生 90 余人。获国家授权专利和软件著作 14 项，已转化。全部工作在国内完成。

"扶正治癌"病证结合防治
肺癌技术创新和推广应用

主要完成人 刘嘉湘 李和根 许 玲 刘苓霜 田建辉 孙建立 陈智伟
陆 舜 徐蔚杰 周 蕾 郭慧茹 杨 铭 姜 怡 朱丽华
董昌盛

完 成 单 位 上海中医药大学附属龙华医院、上海市胸科医院

内容简介：

2018年，WHO数据表明，肺癌为全球发病率和病死率最高的恶性肿瘤，远期疗效亟待提高。项目组以肺癌为主攻病种，创建了"以人为本"扶正为主、病证结合为特色的肺癌综合防治体系，构建具有中医特色的肺癌临床、科研及成果转化体系，确立了中医药在肺癌综合治疗中的重要地位。以下为项目主要创新点。

1. 明确"正气亏虚"是贯穿肺癌发病全程的核心病机，促进肺癌干预重点从"人患之癌"到"患癌之人"的转变，创建了道、法、术、理完备的"扶正治癌"学术思想体系，完善了中医治癌理论。

2. 构建具有中医特色的肺癌分期防治体系，通过循证研究，不断优化肺癌规范化中医综合治疗方案，反复验证"扶正治癌"病证结合防治肺癌的临床优势，疗效达到国内领先水平。

累计研究晚期肺癌6 623例。"晚期非小细胞肺癌（non-small cell lung cancer，NSCLC）中医综合治疗方案示范研究"（国家十一五科技支撑项目）纳入晚期NSCLC共359例，与国内10家三级医院共同完成的多中心随机对照（randomized controlled trial，RCT）研究显示治疗组中位生存期19.80个月，疗效达国际先进水平。单纯化疗组中位生存期14.53个月。单纯中医药治疗组中位生存期14.23个月，且患者生活质量明显提高。1 574例RCT研究的荟萃分析显示中医综合治疗方案组的3、5年生存率均优于单纯化疗组。

以扶正为主、兼清余毒的中医综合方案治疗NSCLC术后患者1 158例（RCT研究599

例,队列研究559例),中位无病生存期(disease free survival,DFS)达42.73个月,其中Ⅲa期患者中位DFS较单纯化疗组延长7.94个月,差异有统计学意义,体现了"扶正治癌"在中医治未病中的疗效和特色。

3. 通过模拟临床肺癌发病的病理过程构建肺癌防治的动物研究平台体系,构建临床免疫评估模型和疗效预测模型。发现扶正方药可通过干预炎症介导的免疫衰老、抑制肺癌微环境IDO高表达,调控机体T/NK/Treg和VEGF/sCTLA-4/sPD-1等细胞因子水平,提高监视功能、逆转免疫逃逸,增强免疫清除能力,延缓肺癌发生发展。系统揭示肺癌"正虚"的免疫学基础和"扶正治癌"调控中枢和外周免疫的机制,充实了"扶正治癌"学术思想的科学内涵。

4. 建立临床科研一体化研究平台,形成基于临床促进科研转化和理论创新的中医药研究范式,引领中医肿瘤学科发展。建立"国医大师工作室病案数据库"等知识管理平台,融合传统跟师和现代信息技术,创新中医药传承与发展模式。

项目组牵头制订肺癌中医辨证分型和疗效评价的国家标准,制订常见肿瘤诊疗指南3项,中医临床路径2个。获省部级以上课题资助88项,发表论文243篇(SCI收录17篇,总影响因子53.33分),出版著作15部。获授权发明专利3项,软件著作权1项。医院自制制剂5项,实现成果转让5项。研制成国家新药3个,芪天扶正胶囊(国药准字Z20060442)、蟾乌巴布膏(国药准字Z20027885)、金复康口服液(国药准字1999Z-75)。援建肿瘤专科51家,其中13家获得国家中管局中医肿瘤重点专科。主办国内外学术会议18次,培养国内外医疗机构各级人才、硕士、博士等5000余人,诊疗方案在全国188家单位推广。惠及患者累计超过2000万人次,覆盖海内外30个国家和地区。

IDH 突变胶质瘤的发病机制及分型应用

主要完成人 毛　颖　叶　丹　姚　瑜　吴劲松　陈　亮　吴浩强　陈经宗
　　　　　　花　玮　史之峰　熊　跃　管坤良　周良辅
完 成 单 位 复旦大学附属华山医院、复旦大学

内容简介：

胶质瘤是最常见的原发脑瘤，占恶性脑肿瘤的 40%～50%，发病机制不明，生存期短，致残率高，疗效差。毛颖教授领衔的胶质瘤团队历时 8 年，从异柠檬酸脱氢酶（IDH）突变胶质瘤入手，剖析其发病机制，将 IDH 突变等代谢标志物引入胶质瘤分子分型，从而指导临床精准治疗，改善患者预后。

项目组研究发现 IDH 突变代谢失调的促癌机制主要为异常代谢物 2‐HG 累积/α‐KG 下降导致：①表观遗传和基因转录改变；②DNA 损伤修复能力下降和基因组不稳定性增加；③细胞代谢重编程等。结合基础研究的原创发现，通过对大样本较低级别胶质瘤测序分析，完善和建立了以 IDH 突变为基础的胶质瘤分子分型标准。鉴于 IDH 突变胶质瘤的重要临床意义，项目组开发了术中快速诊断新方法，并在分子分型指导下进行了自主研发的 DC 疫苗、改进化疗方案等临床试验，延长生存期约 33%（从 13.2 个月延长至 17.6 个月）。

该项目改写了以往对胶质瘤的认识，阐明了小分子代谢物对表观遗传学的影响，将代谢标志物成功用于分子分型，提升治疗策略，牵头制订了《胶质瘤诊治指南》。共发表论文 42 篇，其中 SCI 收录 31 篇，包括 *NEJM*、*PNAS*、*Cell Research*、*Oncogene* 等杂志，影响因子达 295.2 分，引用次数达 998 次；获授权专利 2 项，著作权 1 项。曾获上海市优秀发明选拔赛一等奖、上海市抗癌科技奖一等奖等。

该项目开展脑胶质瘤分子诊断和精准治疗逾 3 000 例，使得胶质瘤患者预后、社会效益等均得到显著提升。制定了《中国胶质瘤诊治指南》，在全国推广相关技术，显著提高了我国胶质瘤诊疗水平。还开展了国际培训班，影响力拓展至"一带一路"沿线国家、地区。

消化道恶性肿瘤综合介入治疗
关键技术的建立与应用

主要完成人 茅爱武 纪建松 奚杰峰 薛 雷 冷德嵘 孙贤俊 尚鸣异
马 骏 吴绍秋
完成单位 上海交通大学医学院附属同仁医院、丽水市中心医院、南京微创医学
科技股份有限公司、同济大学

内容简介：

消化道恶性肿瘤临床发病、病死率高。本项目聚焦消化道恶性肿瘤的综合介入治疗的新器械、关键技术和应用及消化道恶性肿瘤发生转移分子机制的研究，提出解决相关临床治疗问题的关键技术及策略，产学研密切结合，注重创新转化和应用推广，制定了综合介入治疗的应用技术规范标准，取得了丰硕成果。

1. 聚焦消化道支架及肿瘤内镜下介入治疗国内发展现状，研发了系列具有自主知识产权的消化道支架系统，提高了消化道支架的安全性、有效性、顺应性、稳定性；发明一种应用于消化道超高分辨率病灶成像、远程注射系统，提高了肿瘤内镜下介入治疗的有效性及安全性。发明具有自主知识产权的消化道支架及输送系统（"蘑菇头"结肠支架、OTW 输送器等），最大限度解决了传统支架存在的安全性、有效性、顺应性、稳定性等突出问题，改变了消化道支架严重依赖进口、缺乏远距离肠道支架输送器械和置入技术等现状，项目组 2010 年至今分别放置上述研制食管、十二指肠、结直肠支架 1 038 枚、446 枚、594 枚，置入成功率分别为 100%、98.29%、95%，支架置入堵瘘成功率约 97.2%，治疗成功率、并发症发生率均明显优于国内外同类技术水平。研发了 LuminScan 系统及远程注射针，该成像系统比现有超声内镜分辨率高至少 10～15 倍、横向分辨率比现有 OCT 内镜探头高至少 1 倍，产品能精准实现消化道早癌的早期内镜下介入治疗。

2. 针对消化道恶性梗阻，提出了新的综合介入治疗策略，建立了支架置入技术规范流程及标准，并加以推广应用。提出"支架联合动脉灌注化疗"治疗消化道恶性梗阻新的综合

介入治疗策略,取得显著治疗效果,本研究统计近10年394例食管和胃肠道瘘行支架封堵术患者,综合介入治疗策略可延长恶性消化道瘘患者的中位生存期4月余,使消化道恶性梗阻患者1年生存率由30%提高到63%,制定和建立"消化道支架应用技术规范流程"并推广应用,项目组研发支架产品国内市场占有率为67%,取得良好的社会及经济效益。

3. 围绕消化道恶性肿瘤复发转移,发现了消化道恶性肿瘤复发转移新的靶蛋白、基因,并阐述其参与肿瘤调控的途径及临床意义。基础研究为消化道肿瘤综合介入治疗提供了科学依据和理论支撑。

项目完成单位是上海市医学重点专科,在 PNAS 等顶级期刊发表 SCI 收录论文42篇,总影响因子219.7分,他引312次。获得授权专利43项,其中发明专利21项,国际发明专利3项,消化道支架已上市产品26个,支架产品国内市场占有率为67%。近3年累计销售支架产品30.67万套,出口额达1 357万美元;主编、参编专著8部,受中华医学会委托主持组织制定我国《非血管腔介入技术规范流程2015年版》,已纳入"十二五"医师培训工程规划教材。主办国家级继续教学习班18届,培训学员12 200人次。目前,产品在全国多家医院临床应用,每年患者达3万例以上,项目产品不仅帮助腔道狭窄或梗阻患者,迅速解除腔道梗阻症状,显著改善患者的生活质量,延长生存期。

脑卒中后调节微循环和炎症反应
促神经功能修复的研究与应用

主要完成人 李龙宣 李铁军 江 梅 黄丙仓 孙家兰 杨雪莲 周 飞
完 成 单 位 上海市浦东新区公利医院、广东医科大学附属医院、上海市浦东新区
浦南医院

内容简介:

脑卒中为我国第一位死亡原因,其发病率高、复发率高、致残率高、病死率高,每年造成经济负担高达 400 亿元。虽然溶栓是急性脑梗死最有效疗法,但因治疗时间窗限制,仅使不到 3‰ 患者获益,亟待寻找新治疗手段。本项目利用多种分子生物学方法、形态学和神经影像学技术,在 6 项国家自然科学基金和 3 项省部级课题等支持下,经过 10 多年不懈努力,在细胞、整体动物和人体研究等不同层面围绕卒中后微循环重建机制、快速预测、评估与干预进行了系列研究,从理论到临床建立了整套体系,有效改善了卒中后血运重建,最大限度促进了神经功能修复,创新点如下。

1. 从同时关注卒中后血管新生和血管通透性这一新视角出发,利用基因敲除、共聚焦成像、流式细胞仪和酶联免疫吸附试验(ELISA)等技术,结合卒中模型和人体研究,从多角度、多层面证实:整合素 α5β1 是促卒中后血管新生关键分子,且发现 α5β1 和抗渗漏分子-Ang1/Tie2 受体交互对话调节卒中后血管新生和维持血管完整性,为卒中后血管修复提供了新分子靶标,也为临床更合理促卒中后神经功能修复提供了新的保护策略;还找到了一组与脑卒中后血管新生密切相关的微小 RNA,通过实时定量 PCR 即能做出快速检测,以简单生物学指标检测代替了复杂或受条件限制的 CTP、MRP、DSA 或 PET 等微循环评估方法。

2. "延长时间窗"或是"侧支循环差"的急性卒中患者行血管再通易致出血转化或无效开通。于此,建立了核磁共振 DWI、PWI 及 MRS 快速评估急性脑梗死可存活区,精准反映微循环重建好坏,提出当半暗带存在时,可存活区面积与半暗带区面积呈正相关,可存活区可大于半暗带,为卒中急性期能否行血管再通提供重要依据。

3. 发现欧芹素乙、灯盏花中咖啡酰化合物等多种中药活性物质和小分子通过减轻卒中后局部炎症和氧化应激反应,从而改善微循环,有效保护缺血脑损伤,为临床开发治疗脑卒中新药提供了重要前期实验基础。

4. 发现电针有良好瞬时性升高卒中后脑血流效应,改善卒中后微循环与其强度、频率、时程、部位和时机密切相关,越早接受电针治疗预后越好;提出合理使用针刺,能有效改善微循环,促进神经功能修复,为针刺治疗卒中提供了科学依据。

已发表论文 80 篇,SCI 收录 30 篇,总影响因子逾 100 分,单篇最高 10.44 分,总计被他引 500 余次。多次在美国神经病学学术年会、中国脑血管病大会和神经病学学术年会上专题报告及书面交流。举办各类学术会议 10 余次。培养上海市级人才 2 名。推动学科二度遴选为上海市医学(脑血管病)重点专科。成果先后在广东医科大学附属医院、宁夏石嘴山市人民医院等市内外 8 家医院应用,从早期生物学预测、结构和血管影像学多重评估、急性期综合救治(静脉溶栓到支架取栓)、药物及针刺干预、重症管理到二级预防和恢复期康复指导,建立了成熟救治体系和完整序贯治疗框架,取得明显社会效益。

机器人辅助胸部肿瘤精准微创手术的应用推广

主要完成人 李鹤成 罗清泉 金润森 黄 佳 张亚杰 项 捷 陈 凯
杜海磊 韩丁培 杨 溯
完成单位 上海交通大学医学院附属瑞金医院、上海市胸科医院

内容简介:

胸部肿瘤包括肺癌、食管癌、纵隔肿瘤等常见高发肿瘤,手术切除是治愈早中期胸部肿瘤的首选方法,精准、微创的手术方式已成为外科医师及患者的共同追求。近年来,随着机器人手术系统的迅速发展,其在胸外科领域已得到广泛应用。项目组长期致力于胸部肿瘤微创外科治疗的技术创新和推广应用,自 2009 年开展机器人辅助微创手术,取得了显著成果。

临床诊治情况:项目组在国内最早开展机器人辅助胸外科手术,在国际上首先创新部分术式,已完成机器人辅助胸外科手术 2 700 余例,手术量位居全国第一。

1. 机器人辅助胸外科手术术式研究:项目组在国内最早开展胸部肿瘤机器人辅助手术,于 2009 年完成国内第 1 例机器人辅助肺叶切除术及第 1 例机器人辅助胸腺瘤切除术;项目组还率先在国内开展了多项高难度手术,包括机器人辅助联合术中胃镜食管黏膜下巨大肿瘤剥除术、剑突下入路机器人辅助前纵隔肿瘤切除术、机器人辅助支气管袖式切除、机器人辅助食管癌两切口胸内吻合术、三切口颈部吻合术等各种术式,拓展了机器人辅助手术在胸外科的应用范围。

2. 机器人辅助手术相关新技术研究:项目组在国内率先结合可视化肺小结节术前三维重建,对肺小结节进行术中实时精准定位,实施了机器人辅助复杂肺段切除术,最大限度精确切除了病灶。此外,项目组建立了完整的机器人辅助胸部肿瘤手术体系及流程,制定了术式选择和操作规范;研发了相关手术医疗器械,包括"手术用电刀""钉钻座夹持钳""主动式胸腔负压恢复装置""术中体内照明灯"和"新型智能输液器"。这些器械的使用提高了手术效率,减少了手术并发症,取得了满意的临床效果。

临床研究情况：项目组在国内率先开展机器人辅助胸部肿瘤手术的回顾性及前瞻性临床研究，证明机器人辅助手术治疗胸部肿瘤安全有效，为该技术的应用推广提供了科学依据。

1. 机器人辅助肺癌手术研究：项目组研究证明机器人肺癌根治术相比传统腔镜手术具有出血更少、淋巴结清扫更充分等优点，相关成果已发表于国际胸外科顶级杂志 *European Journal of Cardio-Thoracic Surgery*。

2. 机器人辅助食管癌手术研究：项目组还在机器人辅助食管癌两切口胸内器械吻合术的基础上，率先在国内开展了精准微创机器人辅助食管癌两切口胸内手工吻合术，研究证明该手术安全可靠。同时率先在国际上开展了关于机器人辅助食管癌两切口根治术短期疗效及长期生存研究的前瞻性临床试验，结果表明术后疗效显著，相关研究成果已被国际食管专病著名杂志 *Disease of Esophagus* 接收。

项目组长期致力于机器人辅助胸部肿瘤手术的技术推广；出版了《瑞金胸外机器人手术学》及 *Robotic Thoracic Surgery：Ruijin Hospital Experience* 两本专著；建立了机器人辅助胸部肿瘤手术培训体系，开通了相关培训网站和网络远程直播培训系统；定期开办学习班，进行手术演示与实时在线培训。项目组已发表相关论文 21 篇，出版中英文专著 2 本，授权实用新型专利 5 项，相关技术已在国内 20 余家三甲医院得到应用，包括南京军区南京总医院、四川大学华西医院等顶级医院。得到了国际同行专家的高度评价。

疾病预防控制数据标准体系研究与成果应用

主要完成人 吴 凡 袁政安 夏 天 夏 寒 付 晨 张 诚 施 燕
朱韬捷 蔡任之 刘捷宸

完成单位 上海市疾病预防控制中心、万达信息股份有限公司

内容简介：

在我国疾病预防控制(以下简称疾控)系统,数据标准的缺失和不统一,造成不同机构不同条线各自为政,数据采集极不规范,极大制约了疾控信息互联互通和数据共享,大大削弱了专业数据对政府决策的支撑力。基于以上现况与问题,本项目从疾控信息资源规划入手,建立了疾控业务、数据、应用和技术架构模型;设计和建立疾控数据标准体系;开展覆盖疾控全业务领域的业务数据集标准建设;研究实践多业务协同及数据共享的数据标准应用推广模式。通过广泛应用疾控业务数据集标准,实现疾控数据跨业务、跨地区、跨机构交换共享和业务协同,大幅提升疾控管理效率和水平,为各级政府相关卫生决策提供信息支持,推进医药卫生体制改革。项目的技术创新点如下。

1. 研究建立支撑业务可持续发展疾病预防控制信息资源规划。通过全面业务梳理,以数据为核心分析疾控信息资源分布情况,建立业务、数据、应用和技术四大架构模型,建立可支撑业务工作全流程的疾控信息资源规划。

2. 在我国率先建立覆盖全疾病预防控制业务领域的数据标准体系。基于疾控信息资源规划业务架构和数据架构,利用元数据模型方法,在国内率先创立覆盖全业务领域的疾控数据标准体系,共包含三大类29小类62个业务数据集标准。

3. 在我国率先研制基于计算机逻辑构架的疾病预防控制数据标准。遵循上位标准研制方法,全面研制疾控业务数据集标准,完成62个业务数据集标准。研究产出的标准是我国疾控领域最早基于计算机逻辑构架的系统化、标准化文档。

4. 创建基于区域卫生信息平台、实现多业务协同及数据共享的数据标准应用推广模式。在数据标准研制基础上,本研究配套研制指导系统开发的功能规范和交换规范,同步研

发标准化软件产品。通过数据标准、技术文档、标准化软件的一揽子解决方案,全面快速实现基于区域卫生信息平台、实现多业务协同及数据共享的标准应用推广。

项目产出的标准和应用模式全面支持上海健康信息网和区域卫生信息平台建设。在全市 16 个区应用,支撑 43 个公共卫生信息系统建设,覆盖 596 家公立医疗机构,汇集 1 578 万个公共卫生管理对象信息,采集相关业务数据 4.6 亿条。研发的数据标准获得国家卫健委、中国疾控中心、上海市卫健委等主管部门的高度肯定。其中支撑国家公共卫生核心业务的 22 个业务数据集标准为国家卫生健康委员会采纳,作为卫生行业标准在全国发布实施,在全国推广应用,指导各地区各级疾病预防控制信息化建设。

本项目获得 2018 年上海市科技进步奖二等奖。项目发布行业标准 22 个,获得发明专利 1 个,软件著作权 16 个,发表论文 20 篇。成果被卫生行政部门、疾控机构、医疗机构、IT 企业等共 50 家单位应用。

基于多源异构数据的健康服务
资源空间规划技术及其应用

主要完成人 罗 力 付 晨 金春林 吴凌放 白 鸽 张天天 熊雪晨
周奕男 金 超

完 成 单 位 复旦大学、上海市疾病预防控制中心、上海市卫生和健康发展研究中心(上海市医学科学技术情报研究所)

内容简介：

健康服务资源关乎生命,适宜最好,不足堪虑,过犹不及。每隔 5 年,我国政府要制定健康服务资源规划,调整资源布局,使之适应变化的人口分布和疾病结构,共涉及 3 223 个行政区划(省、地、县),涉及固定资产增量超过 1.5 万亿。

传统的健康服务资源规划,存在 3 个问题:①比较"粗",定性和形态规划为主,定量分析不足,主要原因是缺乏人口、路网、疾病、机构运行等数据的集成处理技术;②比较"空",设计了很多资源布局调整策略,但不清楚有什么效果,主要原因是缺乏地理可及性评价和可视化表达技术;③比较"泛",不同人制定规划,结果大不一样,主要原因是缺乏规划标准路径及其实现技术。由此,传统健康服务资源规划经常"流于形式",资源浪费和紧缺并存等配置不恰当情况比较突出。

针对这些问题,项目团队在国家自然科学基金、教育部重大项目基金、上海市卫计委专项基金、上海市政府发展研究中心科研基金等资助下,历经 9 年,开发了一系列健康服务资源空间规划技术。主要技术创新内容如下。

1. 创建了一套多源异构数据集成和分析方法。使用该方法,国内首次有效整合了来自公安、民政、测绘、规土、卫生、医保等部门的人口、区划、交通、土地、服务、资源等多源异构数据,丰富了规划决策依据,推进了定量化决策,缓解了传统规划工作比较"粗"的问题。

2. 创建了一套基于地理信息的规划效果评价技术。使用该套技术,可在电子地图上即时呈现任何地点的资源地理可及程度,可人-机互动实时观察各类规划措施作用下改变资源地理可及程度的效果,大幅度提高了规划效果评估的精细度和可视化程度,解决了传统规划工作比较"空"的问题。其中,课题组运用350万住院患者地理分布数据修正了传统的引力法,使规划效果测算失真率降低了50%;课题组开发了医疗服务圈设定技术,将传统比例法中的规划地理单元从平均396平方千米降低到了2.92平方千米。

3. 建立了一套空间规划的标准路径,并软件化。该标准路径以健康服务资源布局绝对公平为目标,整合了16项空间规划专项技术,实现了"输入原始数据库和规划参数,自动生成规划策略并预测策略效果",有效缩减了决策空间,极大缓解了传统规划工作比较"泛"的问题。项目成果被沪、粤、闽、黔4省(市)等地应用,支撑制定了16项(20次)区域卫生规划、医疗机构规划以及医保定点规划,直接提高了546.8亿元以上健康服务资源增量配置的适宜性。以上海十二五医疗机构规划应用效果为例:居民15分钟步行可及1所基层医疗机构的比例从2010年的75.5%提高到了2015年的89.6%,医院床位资源短缺区域占比从32.1%下降到了24.5%,增进了145亿元的医疗机构建设投资的适宜性。

项目成果发表论文44篇。经上海市卫生健康委员会主持鉴定,成果达到国际先进水平。

补肾益气异病同治干预
气道炎症性疾病的研究

主要完成人 董竞成 魏 颖 孙 婧 张红英 刘宝君 曹玉雪 吕玉宝
李璐璐 杜懿杰 孔令雯
完成单位 复旦大学附属华山医院

内容简介：

慢性阻塞性肺疾病（COPD）和哮喘是全球范围内最常见的气道炎症性疾病，严重危害人类健康。目前，现代医学干预作用有限且不良反应明显。"异病同治"是中医学最重要的特色之一，其作为一个主要的治则治法被广泛应用于中医临床，疗效确切。中医药治疗气道炎症性疾病 COPD、哮喘历史悠久，疗效显著，但缺乏国际认可的循证医学证据及相关基础研究。该团队在国家"973"计划项目等课题资助下，围绕中医药临床疗效评价、作用机制以及药效物质基础等关键环节，开展了补肾益气方药干预肺肾气虚型 COPD、哮喘的疗效和相关基础研究，阐释异病同治科学内涵，取得了创新性成果。

1. 基于真实世界医疗大数据的肺系疾病中医证型分布研究表明，肺肾气虚是 COPD 和哮喘的基础证型。用符合循证医学的方法确认了补肾益气方药治疗肺肾气虚型 COPD、哮喘的有效性与安全性。随机对照试验（RCT）（Ⅰ级循证医学证据）发现补肾益气方药可显著降低肺肾气虚型 COPD 患者 SGRQ 评分，有减少急性加重次数、降低 BODE 指数、升高 6MWT 评分、改善肺功能指标的趋势。补肾益气方药可显著改善肺肾气虚型哮喘患者肺功能，有延长哮喘缓解期时间、改善哮喘发作严重程度、减少哮喘发作率的趋势。同时，补肾益气方药有改善 COPD、哮喘患者中医证候的趋势，提高患者的生活质量。

2. 明确了补肾益气方主要药效物质基础。经单味药及复方颗粒剂、提取物及药效部位成分分析，动物和人体体内代谢及组织分布等研究，结合药效筛选，初步确定补肾益气方药效物质主要为：黄芪甲苷、毛蕊异黄酮苷、芒柄花苷和淫羊藿苷等。

3. 揭示了补肾益气方药治疗 COPD、哮喘的作用机制。补肾益气方药可改善下丘脑-垂体-肾上腺轴(HPA轴)功能,重塑机体致炎/抑炎平衡调控机制的平衡。其中补肾组分主要影响HPA轴多个环节;益气组分主要影响炎性免疫若干环节。

4. 科学诠释了肺肾气虚证型的内涵,肺肾气虚证本质是为以HPA轴和免疫功能紊乱为代表的机体致炎/抑炎平衡调控机制的失衡。创新性提出了"发时治肺兼顾肾,平时治肾兼顾肺""以肾治肺,以肺治肾"的新治则。

该项目构建了"源于临床-基于病证-确认疗效-揭示机制-创新理论"系统整合的中医药研究模式,对中医药国际化具有示范作用。已发表论文36篇(SCI收录20篇),总被引用509次;出版专著1本;授权发明专利2项。项目相关的临床研究成果提高了补肾益气理法方药干预COPD、哮喘等气道炎症性疾病有效性与安全性的国际公认度,提升了国药补肾防喘片的销售量,负责制定的我国中医药治疗哮喘诊疗方案和临床路径已在全国肺病协作组单位验证,使更多患者从中受益;相关的基础研究成果为补肾防喘片的二次开发奠定了基础。项目成果已被写入中西医结合临床等教材。主办国际学术会议6次。项目负责人作为特邀专家参加学术会议交流40余次。培养博士后3名,硕士及博士研究生25名。

海派中医徐氏儿科治疗
哮喘的临床及基础研究

主要完成人 虞坚尔 薛 征 朱慧华 白 莉 李利清 吴 杰 张新光
          刘 斐 赵毅涛 明 溪
完成单位 上海市中医医院

内容简介：

　　支气管哮喘是儿童时期最常见的慢性呼吸道炎症性疾病之一，全球发病率呈逐年上升趋势，我国儿童哮喘的患病率近10年上升了50％，哮喘急性发作会导致患儿急诊就诊和住院，严重者甚至威胁生命，给家庭和社会带来沉重的负担。目前，我国儿童哮喘的总体控制水平尚不理想，因此其防治具有重要的医学及社会意义。本项目在国家自然科学基金、上海市科委等20余项国家及部市级项目资助支持下，历时十余年，取得了以下成果。

　　1. 小儿哮喘病机的研究：对小儿哮喘的病机进行归纳总结，传承海派中医徐氏儿科学术思想，首次提出"阴阳失衡，痰气瘀互结"是导致哮喘反复发作的关键病机，率先确立了儿童哮喘"平调阴阳，痰气瘀同治"的中医学治法，丰富了中医儿科学的理论体系。

　　2. 中医药治疗的临床研究：创制平喘方，确立"痰气瘀同治"的中医学治法，改善了哮喘患儿的症状和体征；创制黄芩咳喘敷贴散，并在"冬病夏治"传统敷贴之基础上，规范使用离子导入技术，进一步提高了临床疗效；传承海派中医徐氏儿科膏方疗法，以"平调阴阳"为纲，明显减少了哮喘的发作次数，减轻发作程度，增强了哮喘患儿体质，经临床研究证实安全、有效，挖掘和推广了膏方在小儿哮喘中的治疗；首次提出"三阶序治法"治疗小儿哮喘，作为国家中医药管理局小儿哮喘协作组组长单位，制订国家中管局小儿哮喘的临床诊疗方案，在全国范围推广应用。

　　3. 中医药治疗的实验研究：通过实验研究发现平喘方降低 IL-4、IL-6、IL-17、IL-23、GATA-3、TSLP、TGF-β 因子水平，纠正哮喘 Th1/Th2 及 Treg/Th17 失衡，揭示了平喘方改善哮喘气道炎症以及气道高反应性、气道重塑的作用机制，并首次发现了化痰祛瘀疏肝法对哮喘小鼠神经源性炎症 NGF－TrkA 信号通路的干预作用。

该项目发表学术论文 59 篇,其中 SCI 收录 3 篇,主编学术专著及教材 12 部。主办国际、国内学术会议 12 次,该项目研究成果多次在国内外会议进行学术交流,得到同行的高度评价。培养博士后 2 名、博士生 20 名、硕士生 20 余名。获授权发明专利 5 项,医院自制制剂批文 1 项。获上海市中医药科技奖二等奖 1 项,上海中医药科技奖成果推广奖 1 项,上海市优秀发明选拔赛优秀发明金奖 1 项。

皮肤溃疡"慢性难愈"形成机制及中医学"清-化-补"干预策略

主要完成人 李 斌 李福伦 李 欣 邓 禹 韩钢文 韩昌鹏 迮 侃
刘 欣 王一飞 范 斌
完 成 单 位 上海中医药大学附属岳阳中西医结合医院、成都大学、北京大学国际
医院、上海大学

内容简介:

慢性难愈性皮肤溃疡影响了人们的生活质量,由于缺乏特别有效的治疗措施,临床治疗非常棘手,探索皮肤溃疡难愈机制及寻找有效的治疗方法,是当今临床医学重要研究课题。本课题组通过十余年的系列研究,首次阐明了慢性炎症溃疡的分子生物学机制,并在"祛腐生肌"传统治疗方法基础上,基于真实世界与随机对照试验(RCT)研究,创建了"清-化-补"序贯治疗慢性难愈性皮肤溃疡干预策略,并围绕这一方向主要取得以下创新点。

1. 率先从机制上部分揭示了慢性炎症性溃疡"难愈性"机制,首次将中西医在创面修复不同阶段的认识有机的融合一体,系统而全面地阐释了转化生长因子-β(transforming growth factor-β, TGF-β)信号通路在这一发病环节中的核心机制,确定了慢性难愈性皮肤溃疡中医"热""瘀""虚"证的微观证候的物质基础(成果发表于 *Nature Medicine*、*Am J Pathol* 期刊)。

2. 首次将压缩感知理论与超分辨成像技术相结合,在技术层面上将皮肤溃疡创面的微观诊治突破到纳米级水平。课题组超分辨荧光显微成像技术突破了常规光学衍射极限,从而实现了在纳米级水平上对胞内细胞器与分子结构的活体成像。利用荧光分子断层成像,成功实现了非侵入、三维、动态地探测荧光蛋白在成像体内的分布,为溃疡的诊断及机制研究开辟了新路径(成果发表于 *IEEE Access*)。

3. 建立慢性皮肤难愈性溃疡联系数学模型,实现了对慢性皮肤溃疡创面"热""瘀""虚"三大病邪因素与不确定性因子的筛选和量化,优化了"清-化-补"三阶段动态序贯诊疗方案

（成果发表于 eCAM）。

　　项目第一完成单位是我国华东六省一市中医皮肤科诊疗中心，第一完成人是上海市领军人才，国家"十三五"规划教材《中西医结合皮肤性病学》主编。该研究方向获得国家发明专利 2 项，获得 5 项国家自然基金，4 项省部级等相关项目资助，先后培养了 30 名硕博士研究生。发表了以 *Nature Medicine*、*Am J Pathol* 为代表的国际权威期刊论文 100 余篇（其中 SCI 24 篇，EI 1 篇，总影响因子 150.83 分），出版著作 12 部，完成 2 项新药的临床前研究（成果发表于 *BMC complementary and alternative medicine* 期刊）。连续 15 年举办的国家级继续教育项目中，前来进修的国内外千余名进修医生（包括美国、以色列、泰国、韩国及中国香港、台湾地区学者）重点学习了"清-化-补"干预策略治疗慢性皮肤溃疡的临床运用，RCT 研究表明该方案治疗皮肤难愈性溃疡有效率在常规治疗 57.69% 基础上提高到 81.48%（成果发表于 *Chin J Integr Med* 期刊），"清-化-补"治疗皮肤溃疡优化临床方案在国内 100 多家二级以上医院推广应用，治疗慢性皮肤溃疡 10 000 余例，取得了良好的社会效益。

复杂性肛瘘诊疗技术创新与应用

主要完成人 杨 巍 郑 德 詹松华 汪庆明 杨烁慧 陆 宏 瞿 胤
仇 菲 芦亚峰 何 峥

完 成 单 位 上海中医药大学附属曙光医院、上海康德莱医疗器械股份有限公司

内容简介：

本项目团队长期坚持中医学疗法结合现代先进诊断技术,对复杂性肛瘘开展临床与应用研究,将精准诊疗融入实践,解决难点,形成创新成果,得到国内外认可。

1. 率先建立复杂性肛瘘影像学评价体系。在国内率先开展磁共振多模态成像联合经直肠高频线阵型超声诊断模式。制订并优化肛周磁共振扫描参数,确定 T_1 加权频谱预饱和反转恢复增强序列为最佳成像序列,研发并应用一种肠道球囊导管,提高了肛瘘高低位分型的准确性,并使复杂性肛瘘的内口显示率由 67％ 提高到 90％,同时联合经直肠高频线阵超声检查,进一步明确瘘管的数量、走行及与肛门括约肌、肛管直肠环之间的关系,从而为制定复杂性肛瘘的最优化治疗方案提供可靠的客观依据。在对 53 例半马蹄型肛瘘和 8 例全马蹄型肛瘘的手术前后结果比较中发现,其诊断符合率分别达到 94.3％(50/53) 和 87.5％(7/8)。

2. 首创复杂性肛瘘对口切开旷置结合垫棉疗法。集微创、规范、加速康复于一体,将现代外科微创理念融入传统肛瘘敞开式中,以保护肛门括约肌功能为治疗宗旨,结合中医传统外治"垫棉法",首创"对口切开旷置结合垫棉疗法"治疗复杂性肛瘘。通过"对口切开",将大切口变为小切口以缩小创面范围,通过"旷置"充分保护正常肛门括约肌,并结合"垫棉"促进新生组织粘连以缩短愈合时间。为此制订了旷置垫棉疗法、切开挂线法、术后护理及疗效评价等一系列的标准操作规程,显著提高了手术疗效并减少术后并发症。通过 220 例随机对照临床研究证实,对口切开旷置结合垫棉法能显著缩短愈合时间 6.58 天($P<0.01$),并有效地降低术后疼痛、渗液和发热等并发症的发生率($P<0.01$),在维护肛门括约功能(直肠静息压、肛管静息压)方面亦有明显作用($P<0.01$)。

3. 率先建立术后中药熏洗疗法的标准操作规程。通过多中心(5 家)共计 480 例随机对

照析因方案设计的临床研究证明,采用自制中药(促愈熏洗方)低浓度(4%)长时间(熏蒸5分钟,坐浴15分钟)能明显减轻术后疼痛、渗液和水肿等症状,总有效率达到99.8%($P<0.05$),显著改善了患者术后的生活质量,并减少了并发症的发生率。术后中药熏洗标准操作规程的建立也成为中医外治法研究的示范。

该项成果已推广应用至全国18个医疗单位,共诊治复杂性肛瘘患者3.3万余例,手术成功率和临床治愈率均达到95%以上。主办继续教育项目班11次,培训基层肛肠医师2 200余人,接收专科进修医师200余人。获局级科技奖二等奖、三等奖各1项,主编参编专著教材7部,发表学术论文96篇,总被引用901次,其中他引845次;培养博士研究生8人,硕士研究生50人。主办全国性学术会议11次,推动了学科的发展,社会效益显著。

含黄酮类活性成分中药新型
给药系统研究与推广应用

主要完成人 谢 燕 季 光 李国文 玄振玉 袁秀荣 沈红艺 杨 骏
　　　　　　 史秀峰 孟倩超

完成单位 上海中医药大学、上海市中西医结合医院、苏州玉森新药开发有限公
　　　　　　 司、上海市黄浦区香山中医医院、上海玉森新药开发有限公司、上海
　　　　　　 中医药大学附属龙华医院

内容简介：

　　活性成分溶解度低、口服吸收差是困扰中药新药研发和疗效提升的瓶颈问题,严重制约
了中药资源利用及其产品开发。对中药活性成分胃肠转运机制进行深入系统的研究,制订
合理的剂型设计策略,构建中药产品研发共性的关键制剂技术平台,具有重要的战略意义。
本项目以难溶性中药黄酮类活性成分为例,以其胃肠转运机制及其相互作用为突破口,以现
代制剂手段进行新剂型设计,搭建基于胃肠转运规律的中药制剂技术平台,取得多项创新性
成果。

　　1. 构建了中药黄酮类成分肠道转运研究方法:运用整体-在体-细胞相结合的模式,对沙
棘黄酮活性成分肠道跨膜转运吸收机制进行了系统研究。首次阐明沙棘黄酮中主要活性成
分异鼠李素的跨膜转运机制;首次发现植酸可以通过增加沙棘黄酮各成分的水溶性、膜渗透
性等促进其口服吸收。为沙棘黄酮的高效口服制剂设计奠定理论基础,为吸收促进剂用于
改善中药的口服吸收特性研究提供方法借鉴,开发了植酸在中药药剂学领域的新用途。

　　2. 构建了含黄酮类成分中药的新型给药系统及其评价体系:针对含黄酮类成分中
药——沙棘黄酮多成分共存的特点,首次采用固体分散技术、自乳化技术、磷脂复合技术进
行其口服递药系统的研究,大鼠口服吸收较沙棘黄酮原料提高 1.7～3.2 倍,Beagle 犬口服
吸收较沙棘黄酮原料提高 2.4～5.9 倍。本部分研究工作是现代制剂技术在难溶性中药提
取物口服递药系统设计方面的有益尝试,为中药的剂型设计提供方法和借鉴。

3. 提出中药黄酮类成分新制剂的研究方法:针对中药黄酮类成分——杨梅素的口服吸收屏障(水难溶性、不稳定等),兼顾其分子结构特征,采用环糊精包合技术、纳米混悬技术、共晶技术等设计了一系列杨梅素的新型递药系统。选用羟丙基-β-环糊精为主体,制备得到水溶性较好的杨梅素包合物,杨梅素被包合后的大鼠口服相对生物利用度为94.0%。首次将羟丙基-β-环糊精作为稳定剂运用,所得纳米混悬剂在大鼠体内口服吸收是杨梅素原料的1.6~3.6倍。提出一种基于三相图原理的药物共晶研究方法。该方法能够在未知药物和共晶形成物化学计量比的情况下生成药物共晶,并同时绘制出药物共晶的三相图,充分发挥了三相图在药物共晶制备过程中的指导作用,杨梅素共晶的溶解度也较杨梅素提高近80倍,为药物共晶的研究提供方法和策略。

项目研究期间发表论文109篇,其中SCI收录24篇(总影响因子87.76分,最高为7.79分)。SCI他引260次,总他引939次,并在国内外学术会议报告4次。中国科学研究院北京化学研究所Jian Zhong教授、复旦大学吴伟教授埃及亚历山大大学Yosra S. R. Elnaggar教授等在 *Cryst Growth Des*、*Int J Pharm*、*J Control Release* 等相关期刊上对本项目相关研究成果表示高度肯定。本项目技术在中药新药研发中广泛应用,获临床批件12项,获授权PCT国际专利2项、国家发明专利16项,建立省级高新技术企业和市级研发平台各1家。培养研究生30名,参编著作2部。本项目研究方法在5家医院制剂的工艺优化和质量提升研究中得到广泛应用,取得良好的社会效益,荣获2018年度上海市科技进步二等奖。

项目第一完成单位上海中医药大学是教育部与地方政府“部市共建”的中医药院校,也是上海市重点建设的高水平大学,有国家重点学科4个:中医外科学、中药学、中医内科学及中医骨伤科学,其中中医学、中药学、中西医结合三个学科通过教育部第四轮学科评估进入最高等级的A+学科;第一完成人谢燕研究员,上海市中医药新兴交叉学科“中医药营养学”学科带头人、上海市青年优秀学术带头人、上海市曙光学者、上海市浦江学者、上海市青年科技启明星,兼任上海市药学会中药专业委员会委员、国家自然科学基金评审专家、上海市科学技术委员会评审专家库成员。发表学术论文75篇,其中SCI收录32篇,总影响因子123.61分,以第一作者(或通讯作者)发表论文59篇,其中SCI收录28篇,总影响因子98.70分,单篇最高7.79分。获授权发明专利7项,转让企业2项,总转让金额220万元;获国家食品药品监督管理总局药物临床试验批件3项,均已实现成果转化,总转让金额近500万元。作为第一负责人主持国家自然基金2项,以及上海市科技支撑项目、上海市自然基金等部市级项目10余项。以第一完成人获上海市科技进步二等奖、上海市浦东新区科技进步一等奖、中华医学会科技进步三等奖等科技奖项5项;以第三、第四完成人获上海市科技进步二等奖、教育部高等学校科学研究优秀成果奖(科学技术)二等奖等奖项7项。

5-氨基酮戊酸光动力治疗中重度痤疮的技术创新与临床应用

主要完成人 王秀丽 鞠 强 张玲琳 王宏伟 石 磊 王佩茹 张国龙

完 成 单 位 上海市皮肤病医院、上海交通大学医学院附属仁济医院、复旦大学附属华东医院

内容简介：

中重度痤疮是青少年最为常见的毁容性伴心理障碍的身心性皮肤病,国内外以口服异维A酸和四环素类抗生素为主,但两者常伴有的胃肠道反应、致畸风险和药物配伍禁忌使其临床应用受限。如何安全、有效消除皮损,减少瘢痕形成和心理因素影响是痤疮治疗的重点和难点。

5-氨基酮戊酸光动力疗法(5-aminolaevulinic acid-based photodynamic therapy,ALA-PDT)是一种药械结合的新兴治疗方法,ALA被代谢旺盛的组织选择性吸收并转化为光敏物质原卟啉IX(protoporphyrin IX,PpIX),经特定波长光照射产生光化学反应清除病变组织,最初用于肿瘤的治疗。1996年,本项目组在国内率先开展ALA-PDT临床治疗和基础研究,并应用于中重度痤疮治疗领域。本项目主要创新成果包括以下。

1. 首次临床证实ALA-PDT治疗中重度痤疮有效,且疗效优于一线药物治疗:临床研究方法发现PDT的疗效与安全性明显优于异维A酸,随着皮损严重程度增加,光敏剂吸收转化效率更高,光动力疗效更好。

2. 首次证实毛囊皮脂腺单元是ALA-PDT治疗中重度痤疮的直接作用靶点:既往学术界推测皮脂腺是光动力治疗痤疮的作用靶点,但无直接证据。本项目组在痤疮皮损中首次获得PpIX富集于毛囊皮脂腺单元的荧光图像,证实ALA被毛囊皮脂腺单元吸收并转化为PpIX,为光动力治疗痤疮找到理论依据。在此基础上,开展皮脂腺生物学功能相关研究,探讨皮脂腺在痤疮发病中的机制。

3. 首次提出低剂量ALA-PDT治疗痤疮的参数原则,为标准化治疗及临床推广奠定

基础：在国际上率先开展 ALA 在痤疮皮损的药代动力学研究，确立最佳痤疮类型（以结节、囊肿、脓疱为特征的中重度痤疮）、最适敷药浓度（5％ALA）和敷药时间（1～3 小时）等重要治疗参数。证实低浓度 5％ ALA（传统为 20％）即可获得理想的临床疗效，为低剂量 ALA－PDT 治疗痤疮提供了有力证据，降低了患者的经济负担，更显著减轻了治疗的不良反应，使得 ALA－PDT 可在临床广泛应用。在此基础上，首次提出 ALA－PDT 治疗中重度痤疮"首次短时间、低能量、逐渐递增"治疗原则，作为完全不同于既往肿瘤光动力治疗参数的"中国标准"，被纳入 2015 年中国《氨基酮戊酸光动力治疗临床应用共识》，部分研究成果又于 2016 年被美国皮肤病学会《痤疮治疗指南》引用，并据此认为在痤疮的所有光学治疗中，光动力证据最充分。

开展光动力治疗以来，共治疗中重度痤疮患者 1 210 例，先后获得国家自然科学基金在内的课题 4 项、科研经费 63 万元，出版书籍 8 本，发表论文 82 篇，其中 SCI 收录 29 篇，共被引用 712 次，专利 1 项，举办国家级继续教育 10 项。项目第一完成人王秀丽教授担任中华医学会皮肤性病学分会光动力治疗研究中心首席专家，担任国际光动力协会和欧洲光动力协会委员，受邀在国际会议上发言 31 次、担任分会场主席 10 次，先后主办 5 届上海国际光动力高峰论坛。2008 年 *Clinical Photodynamics* 专题报道 *PDT in China*，介绍项目组在中国光动力领域推广所做贡献，受到国际著名光动力学专家肯定和赞誉。

基于围绝经期规范管理的子宫内膜癌防治技术与应用

主要完成人 滕银成 陶敏芳 艾志宏 王 娟 徐妍力 金 凤 孙东梅

完 成 单 位 上海市第六人民医院

内容简介:

围绝经期是女性重要生理变化期,绝经相关的健康问题影响着 1.6 亿妇女的生活质量和疾病负担。围绝经期内源性雌激素水平异常和不规范的雌激素补充治疗均可大大增加子宫内膜癌的患病风险,子宫内膜癌的防治策略有待优化。建立围绝经期的规范管理体系对预防子宫内膜癌具有重要作用。本研究团队经过十年的临床和基础研究,建立了基于围绝经期规范管理的子宫内膜癌防治体系,取得了如下创新成果。

1. 首次系统阐述了男女人群绝经相关问题的现患率及其特征,并首次阐述了女性绝经相关的睡眠障碍,为改善围绝经期妇女睡眠质量提供依据。通过研究国内外人群对绝经雌激素治疗的认知度,为推荐绝经雌激素治疗,提高围绝经期及绝经后妇女生活质量提供了策略。

2. 创新性地建立了规范的绝经雌激素治疗评价和随访系统,为子宫内膜癌的防治奠定基础。并首次证实了绝经症状常用的工具——改良 Kupperman 评分(KMI 评分)和绝经症状评分(MRS 评分)的相关性;首次探索利用人工神经网络来预测围绝经期综合征的症状及其严重程度。

3. 针对围绝经期子宫内膜雌激素无保护暴露状态,及围绝经期和绝经后子宫内膜癌高发的特点,在国内率先系统研究了孕激素在防治子宫内膜癌中的作用以及孕激素耐药的相关机制,为提高子宫内膜癌的内分泌治疗效果以及开展保留生殖内分泌功能的治疗提供了新的理论依据。

4. 针对代谢综合征在子宫内膜癌发病中的作用,率先研究发现胰岛素诱导胆固醇合成酶 DHCR24 加重孕激素抵抗和子宫内膜癌的侵袭,为临床防治子宫内膜癌提供了新的靶点。

5. 针对子宫内膜癌缺乏特异性生物学标记物的特点,通过对子宫内膜癌发生发展机制的研究,发现了可以预测子宫内膜癌高危因素和独立影响预后的生物学标记物,为临床指导治疗、随访监测提供了新方法。

项目完成单位是一所大型三级甲等综合性教学医院,第一完成人是上海市医学会妇产科学分会副主任委员兼子宫内膜癌学组组长。本项目共发表论文 100 余篇,其中 SCI 收录论文 40 篇,总影响因子 115 分;代表性论文 20 篇,累计被引 218 次,单篇最高被引英文 69次。成功治疗围绝经期患者累计超过 60 000 例,成功治疗子宫内膜癌患者累计超过 1 000例。成果通过国家级继续教育项目和国内外学术交流,起到了技术引领作用,在全国 20 家医院推广应用,提升了我国围绝经期管理及子宫内膜癌诊治方面在国际上的影响力。

功能保全性喉癌规范化治疗的
基础与临床研究及推广应用

主要完成人 周　梁　陶　磊　吴春萍　谢　明　陈　慧　高春丽　龚洪立
完 成 单 位 复旦大学附属眼耳鼻喉科医院

具体内容详见第 43 页。

门脉治疗门脉高压技术体系的创建与推广

主要完成人 颜志平 王建华 罗剑钧 王小林 龚高全 刘清欣 瞿旭东
程洁敏 张 雯 马婧嶔

完 成 单 位 复旦大学附属中山医院

内容简介:

门脉高压所致消化道出血,严重影响患者生活质量及生存期。肝癌所致门脉癌栓进一步加重门脉高压,预后极差。药物＋内镜治疗对于门脉压力较高者不甚理想;而合并门脉癌栓患者多失去了外科手术切除机会。本项目依托介入微创优势,采用多入路、多手段结合,为患者制订个体化治疗方案。首创并开展血管内近程放疗治疗门脉癌栓,疗效显著,达到国际领先水平,项目创新点如下。

1. 针对肿瘤相关门脉高压:①国际率先提出"血管内近程放射治疗门脉癌栓"的理念;自主研发"植入性碘－125放射性粒子条"获国家实用新型专利。首先将此技术应用于临床,联合"经动脉化疗栓塞及支架植入"显著延长了肝癌合并门脉主干癌栓患者的生存期(从2.7~4.0个月的自然病程延长至治疗后9.3~11.7个月);②研发设计了"携带碘－125粒子条的放射性支架""线状排列碘－125粒子辐射场强计算软件",并申请国家专利、国家著作权。

2. 针对非肿瘤性门脉高压:①国内率先开展更符合国人乙肝后肝硬化解剖特点的"经皮穿肝门腔分流";②国内首先开展经皮穿肝或穿脾门脉置管的实验及临床研究,将经颈静脉与多入路的门脉置管途径结合,提高治疗成功率、降低并发症;③多手段结合:经皮穿肝/脾辅助介入性分流、综合运用球囊扩张、支架植入、血栓抽吸、溶栓等技术提升介入治疗门脉血栓的有效性。

经沪卫科成鉴字【2011】第27号鉴定:《血管内植入碘－125粒子条近程放射治疗门脉癌栓》达到国际先进水平。该项技术被纳入《中国原发性肝癌诊疗规范(2017版)》《肝细胞癌合并门脉癌栓多学科诊断与治疗中国专家共识(2016版)》;发表代表性论文20篇,被他引

174 次；举办国际、国内会议及学习班 20 余次，参会人员达 8 500 余人，接受进修医生 800 余人；于 2003 年、2013 年至 2016 年，在北美放射年会、美国欧洲介入年会及世界近程放疗大会上进行项目相关的专题发言、墙报宣传；推广至全国 185 家医院，取得了良好的社会及经济效益。

心房颤动微创外科治疗的关键技术及其应用

主要完成人 梅 举 马 南 姜兆磊 汤 敏 丁芳宝 沈赛娥 卢荣鑫

完 成 单 位 上海交通大学医学院附属新华医院

内容简介：

房颤是临床上最常见的心律失常之一，分为单纯房颤和合并房颤，国内房颤患者有1 000多万，其病死率是正常人的2~4倍、卒中发生率高达健康人的5倍，给家庭与社会带来沉重的负担。导管消融治疗单纯性房颤有一定疗效，但其消融线不透壁，术后复发率很高；对长程持续性房颤即使多次消融手术，成功率仍只有50％左右。外科射频消融术经双侧胸部切口治疗单纯性房颤，创伤较大，透壁消融损伤线路不完全、效果欠佳。传统的"切与缝"外科 Maze Ⅲ 手术对房颤合并心脏瓣膜病的治疗效果虽好，但手术创伤巨大，难以推广应用。本项目创新的微创外科消融术，手术创伤小、消融损伤线完整且透壁，治疗房颤效果满意。创新点有以下几点。

1. 在国际上发明了左胸径路微创外科房颤消融手术（梅氏微创房颤消融术）：应用单侧左胸径路，术中用消融钳完成双侧环肺静脉消融损伤线，并以独特的方式完成对治疗房颤十分重要的两侧肺静脉间的透壁消融连线。提高了单纯性房颤的长期治愈率及远期防卒中效果，减小了手术创伤。

2. 在国内首次开展"一站式"微创外科/导管"杂交"技术治疗长程持续性房颤：微创外科/导管"杂交"技术基本完成了目前房颤治疗领域所公认的全部消融线路，是目前成功率最高的一种治疗模式，显著提高了复杂房颤的治疗效果，其应用前景良好。

3. 在国际上首次开展微创右胸切口二尖瓣手术同期双极钳消融治疗合并房颤的手术：创新设计手术径路及手术技术，微创二尖瓣手术中应用双极钳完美地完成治疗房颤的消融线，减小了创伤，提高了瓣膜手术效果及房颤的治愈率。

4. 在国际上创新性开展了非体外循环下同期完成房颤及冠脉搭桥手术：在不用体外循环、心脏跳动下同期完成冠脉搭桥术和房颤消融术，减小了创伤和并发症，提高了房颤合并冠心病的治疗效果。

本项目在国内应用于临床治疗 2 000 余例房颤患者,获得了良好近、远期效果。研究成果通过会议、论文交流、讲座等多种形式在全国推广应用,在全国 17 个省市自治区 20 余家三级甲等医院应用于临床医疗,提高房颤的治疗水平。研究成果 30 余次在国内外专业学术会议作专题报告或大会发言,举办全国性专业大会 1 次,全国性继续教育学习班 7 次,培训班 20 余次,参加人数累计达 2 000 余名。培养博士和硕士研究生 11 名。本项目获得了多项国家自然基金及上海市科委课题、上海市卫计委课题等项目的资助,促进和推动了新华医院心胸外科的临床和基础研究的发展。2011 年,心脏大血管外科成为卫生部国家临床重点专科。本项目负责人参与《左心耳干预预防心房颤动患者血栓栓塞事件:目前的认识和建议》中国专家共识的撰写。在国内外专业权威期刊上发表主要论文 31 篇,其中 15 篇 SCI,著作 2 本,发明专利 2 项。

复杂创面组织整复关键治疗技术与临床应用

主要完成人 亓发芝 施越冬 刘家祺 顾建英 冯自豪 杨 震 张 勇
完成单位 复旦大学附属中山医院

内容简介：

随着人口老龄化的加重,复杂创面的发病率逐年上升。从体表的慢性溃疡,到深部的纵隔感染,复杂创面可发生于各个解剖层次,现有治疗方案不能全面覆盖,总体治愈率仅为43%,是亟待解决的医学难题。该项目依托整形外科组织修复技术优势,创建一整套关键治疗技术,基本满足不同解剖层次复杂创面的治疗需要。创新点如下。

1. 首次在国际上突破毛囊单位移植结合人工皮移植治疗体表创面的关键技术。单纯移植人工皮仅为"无功能覆盖",愈合质量差。本项目于国际率先应用毛囊单位与人工皮复合移植,保留汗腺、皮脂腺活性,部分恢复皮肤功能,解决了人工皮移植无汗腺、愈合质量差的传统难题,满足"功能性覆盖"的需求。

2. 突破了 PET－CT 的使用范围,在国际首次应用 PET－CT 诊断胸壁复杂创面。本项目在国际上创新应用 PET－CT 诊断胸骨正中切口感染、纵隔感染、胸壁窦道等胸壁复杂创面,诊断准确率高达 100%,基本替代了传统手术探查,创造性地提出 PET－CT 在胸壁复杂创面的诊断标准,准确评估慢性炎症范围。

3. 首次在国际取得支气管胸膜瘘复杂创面治疗关键技术的突破,解决了肺切除术后的"世界难题"。国际上首次提出"关闭瘘口基础上的空腔填塞是治疗支气管胸膜瘘的关键",创新治疗技术:①利用瘘口周围滑膜组织＋人工补片＋局部软组织封闭瘘口;②以带血管蒂肌瓣关闭空腔。开创了理论先河,是技术的先行者。

4. 首次揭示了复杂创面治疗的机制。人 *Kindlin*－1 基因缺失可导致一系列皮肤疾病,本项目在国际率先开展 *Kindlin*－1 在创面愈合中的作用研究,发现 *Kindlin*－1 表达受限的表皮细胞增殖和迁移功能受损;nAG 分子促进蝾螈断肢再生,本项目在国际率先探索 nAG 的哺乳动物同源物 AGR2 在创面愈合中的作用,发现 AGR2 可使难愈创面恢复愈合能力。

　　该项目成果提高了患者生活质量,推动了复杂创面治疗技术的发展,提高了复杂创面治疗的理论水平。曾获得整形行业科技进步奖 1 次,并在南京鼓楼医院、中国医科大学附属第一医院等多家单位推广应用。项目总体国内领先,部分达到国际先进水平。

百草枯短期与长期关键毒性研究与干预

主要完成人 周志俊 常秀丽 黄 敏 娄 丹

完成单位 复旦大学

内容简介：

百草枯(paraquat，PQ)是一种世界范围内广泛使用非选择性速效触杀型脱叶剂及除草剂。百草枯可经胃肠道、皮肤和呼吸道吸收，急性中毒的主要靶器官是肺。百草枯急性中毒尚无特效解毒剂，病死率极高，因此关注中毒机制及救治是迫在眉睫的问题。此外，百草枯可透过血脑屏障，长期低剂量接触可选择性破坏黑质致密部多巴胺能神经元的作用，产生类似于帕金森病的症状。神经发育过程中如孕期及婴幼儿期对神经化学毒物更加易感，百草枯是否在神经系统发育的早期就开始通过一系列内源性或者外源性的途径损害神经系统，造成机体成年后的神经生理功能障碍，甚至诱发帕金森病等神经系统病变还有待探讨。因此，本研究以百草枯为研究对象，采用整体动物模型和体外细胞培养实验，应用 RNAi 及 mRNA - miRNA 的整合分析等分子生物学技术，从整体、细胞和分子水平探讨了百草枯致肺损伤过程及其可能的干预；同时深入探讨了百草枯的神经发育毒性及关键毒性通路。本研究主要发现如下。

1. 较为系统地研究了农药百草枯对肺脏的急性损伤，最先揭示了 TGF - β_1 - NF - κB - 结缔组织生长因子(CTGF)通路在百草枯致肺损伤中的作用。发现百草枯所致的氧化应激是早期肺损伤的重要机制，通过诱导 NF - κB 活化，导致细胞因子网络调控失衡，TGF - β_1 作为致肺损伤的"总开关"细胞因子，可能通过多条信号转导通路诱导 CTGF 过度表达，使其作为下游效应分子介导其促纤维化效应。

2. 在国内首先规范了百草枯实验治疗的研究设计并被众多学者参照，最先报道了四氢吡咯二硫代氨基甲酸酯(pyrrolidine dithiocarbamate，PDTC)可通过纠正百草枯所致肺的氧化应激和抑制 NF - κB 的活性，显著减轻百草枯所致的炎症瀑布效应而减轻肺急性损伤及减缓肺纤维化的发生发展；同时发现利用 RNAi 使 CTGF 基因沉默，可减轻百草枯所致

MRC－5 细胞肺纤维化；也发现水杨酸钠（NaSAL）干预后，可以抑制百草枯所致肺组织中 NF－κB 活性的增高，减少炎性因子 TNF－α、TGF－β_1 的蛋白表达，结合 NaSAL 目前在临床使用特点，提出老药新用的建议，推动急诊医师认识其价值作用。

3. 在研究百草枯的神经毒性过程中，观察到幼年鼠对百草枯毒性更敏感，同时发现百草枯可影响多巴胺代谢，并可引起神经干细胞的氧化损伤，抑制细胞增殖促进凋亡，进一步应用 mRNA－miRNA 的整合分析技术发现低剂量 PQ 暴露可通过改变 miRNA 负调控 Wnt 信号通路，从而影响神经祖细胞的自我更新，提出生命早期神经干细胞的损伤可能影响成年后的神经修复，拓宽了百草枯神经毒性机制研究的视野。

本研究从多角度阐明百草枯致肺损伤的分子机制，鉴定了关键靶点并进行干预；揭示了百草枯对神经干细胞的毒性机制，拓宽了对百草枯神经毒性作用的认识，为百草枯中毒治疗及预防干预提供了科学依据。本项目历时 10 余年，发表了论文 24 篇，其中 SCI 收录论文 8 篇，国内期刊 16 篇。培养了从事百草枯毒理学研究的硕士 4 名和博士 2 名。

以患者为中心的耐多药结核病
防治技术与策略研究

主要完成人 徐　飚　胡　屹　王伟炳　赵　琦　蒋伟利　李旭亮
完成单位 复旦大学

内容简介：

结核病(tuberculosis，TB)，尤其是耐多药(multidrug-resistance，MDR)流行，是当前全球结核病控制最重要的挑战。我国是世界上 MDR-TB 患者最多的国家，在某些省份，新患者和复治患者 MDR 率分别高达 10％和 30％以上。本研究基于全球"终止结核病"策略三大支柱之一的"以患者为中心，提供高质量服务"的目标，探索如何在社区人群中快速、准确地发现 MDR-TB 患者，给予高质量的诊断、治疗和管理服务；继而阻断 MDR-TB 在人群的传播，改善患者治疗结局，为"终止结核病"策略重中之重的"以患者为中心"的结核病诊疗提供重要的策略依据和手段。

本研究采用分子流行病学方法，将测序技术、感染检测与流行病学现场调查和患者诊疗路径分析相结合，探索 MDR-TB 快速发现方法和策略；研究基于微生物药敏定量和定性检测，建立了在 MDR-TB 患者中进行精准治疗的循证路径及策略；针对 TB 仍是人群传染病死亡的主要原因，深入研究了影响 TB 转归的主要因素；进而紧扣 MDR-TB 流行这一全球危机，重点研究了 MDR-TB 患者发现、密切接触传播和死亡的风险，提出 MDR-TB 向广泛耐药演变机制和趋势，形成策略建议。

本研究的主要发现：①MDR-TB 的发现和诊断是确保患者获得及时有效治疗的前提。我国目前采用的针对五类高危人群的筛查策略，将只能发现人群中不到一半的 MDR-TB 患者。采用基因诊断的方法具有极高的特异度，但是其灵敏度尚有改善的空间，唯有在提高发现率的同时缩短未受控时间，进而提高患者治疗率，多管齐下，方能有效遏制 MDR-TB 的上升趋势；②依托现有的诊疗路径，病原体抗结核病药物最低抑菌浓度检测能准确预测治疗效果。并进一步结合常规临床检查和随访等适宜技术和方法，可建立以 MDR-TB 患者为中心的精准治疗策略;③既往肺部感染史与 TB 患者的死亡有显著关联,证实呼吸道感染、慢性支气管炎和肿瘤成为老年结核病患者的主要死因。因此,应重点关注此类人群,有效降低 TB 和 MDR - TB 病死率。

研究已产生了一系列系统的、可转化的成果,根据这些研究结果已发表 16 篇 SCI 收录论文和 4 篇中文论文。课题组在中国和全球结核病控制领域的患者诊疗路径分析方法和研究成果获得了 WHO、卫生部和国家结核病控制中心的高度肯定。在此基础上,上海、浙江、新疆、福建等地的县市也将 MDR - TB 的快速检测纳入重点工作。

本研究选择的皆为结核病防治走在前列且疾病负担较重的地区,在理论研究的基础之上,着重对 MDR - TB 诊断和治疗中的实际问题进行了系列研究,即医疗服务筛查-诊断-传播阻断-治疗转归,产生了一系列具有连贯性的研究结果和政策建议,对于各现场地区改善 MDR - TB 的预防和控制策略、提高医疗服务公平性、及时发现和治疗 MDR - TB 起到了重要作用。

妊娠风险预警评估管理

主要完成人 朱丽萍 秦 敏 杜 莉 许厚琴 华嘉增 毛红芳 肖丽萍
完成单位 上海市妇幼保健中心、上海市嘉定区妇幼保健院、上海市闵行区妇幼
保健院

内容简介:

本项目属妇幼保健领域。在上海市卫生与计划生育委员会的指导下,上海市妇幼保健中心在聚焦"提高出生人口素质,降低孕产妇、婴儿死亡率和出生缺陷发生率"核心目标基础上,又紧紧围绕公共卫生服务"全程化、精细化、高效化、绩效化和让市民放心满意"的工作要求,坚持 WHO 倡导的"重点孕产妇筛查与管理"孕产妇保健核心原则,创建了上海市妊娠风险预警评估技术。本项目实现了临床与保健的有机融合,在探索、完善并实施下取得了显著成效。2017 年,上海市民的平均期望寿命达到 83.37 岁,孕产妇死亡率为 3.01/10 万,婴儿死亡率达到 3.71‰,达到世界发达国家的先进水平。国内外现状:孕产妇的管理要充分实现早发现、早诊断和早治疗,妊娠风险预警评估管理可以实现这一目标,保障孕产妇的安危。目前,国际上尚无国家使用孕产妇风险预警管理。本技术承担了一项上海市卫计委和两项国家妇幼司委托项目,研究内容和取得的技术成果如下。

1. 妊娠风险预警评估针对孕产妇死因疾病谱变化,重点突出妊娠过程要以保健管理为核心的原则,充分运用 WHO 疾病表现症状和体征的要求,识别妊娠危险因素,制定了《妊娠风险预警初筛表》《妊娠风险预警评估分类表》,替代了原来的高危评分表,确保孕产妇在早孕初查建册时得到及时规范的初筛与咨询指导。

2. 结合本市孕产期保健工作实践中积累的经验,将妊娠风险评估结果进行保健分类管理,分为绿、红、橙、黄、紫色 5 类,从孕早期开始由社区医生对孕妇进行分类管理、转诊,进行风险预警,对有重点因素的孕妇转到二级、三级医院进行分门别类管理,确保每个重点孕产妇在适当的时间、适当的地点接受到适当的医疗保健服务。

本项目具有以下创新点:①在国内首先制订以疾病的表现特征为基础的简易重点孕产

妇初筛表替代原来的繁琐的高危评分表,为早期初筛发现有高危因素的重点孕产妇提供简便有用的方法;②首次提出"妊娠风险预警及分级分类管理",有利于高危重点孕产妇的早诊断早处理,将对进一步降低本市孕产妇死亡率"瓶颈"的突破发挥积极作用;③建立孕产妇的"双向转诊"制度,实现对孕产妇全程"无缝衔接"连续服务。评估管理技术自 2009 年开始试点实施,初效显著,2012 年纳入《上海市孕产妇保健工作规范》全市推广实施,至 2014 年三年间有效加强了孕产妇全程动态管理,有效降低孕产妇疾病的风险,减少不良妊娠结局的发生。

本项目的科技成果已于 2017 年经国家卫生健康委员会妇幼司发文在全国进行实施和推广。该技术的有效实施优化了妇幼健康核心指标,降低了孕产妇死亡率、围产儿死亡率。本项目在国内外核心期刊发表论文 10 余篇,出版论著 3 篇,并已获得 2015 年上海市医学科技奖二等奖及 2015 年全国妇幼健康科学技术奖三等奖。该技术的应用将提高我国在相关领域内的竞争能力和并有力地推动我国孕产妇管理的进程,保障母婴安全,降低孕产妇死亡率,具有广泛的应用前景。

2018 年度（第十七届）上海医学科技奖获奖项目列表

一等奖

项目名称	主要完成人				完成单位
肠道微生态介导慢性共病的发生及干预策略	秦环龙 杨永志 黄林生	沈通一 高仁元 尹 芳	马延磊 陈启仪	石忱长 田宏亮	上海市第十人民医院
基于 T 淋巴细胞的肿瘤免疫综合治疗	储以微 周良辅 钱嘉文	骆菲菲 张 镭 张 丹	刘 杰 王月弟	张 毅 张宇飞	复旦大学、复旦大学附属华山医院
精子发生障碍导致男性不育的基础研究及其临床应用	李 铮 姚晨成 智二磊	何祖平 袁青青 李 朋	张 锋 田汝辉	夏术阶 朱子珏	上海市第一人民医院、上海交通大学医学院附属仁济医院、复旦大学附属妇产科医院
淋巴系统在关节炎病理变化过程中的作用及蠲痹法的调控机制	梁倩倩 施 杞 赵永见	徐 浩 崔学军 李金龙	王拥军 舒 冰	邢联平 李晨光	上海中医药大学附属龙华医院、上海中医药大学脊柱病研究所、上海中医药大学康复医学院
膝关节功能障碍的结构与功能重建新技术及规范化治疗体系的建立	赵金忠 蒋 佳 赵 松	罗从风 燕晓宇 徐才祺	皇甫小桥 谢国明	董士奎	上海市第六人民医院
线粒体代谢异常致心力衰竭的机制及防治策略	孙爱军 徐 磊 张 磊	葛均波 范 凡 王 鹏	姜 红 王 聪	邹云增 崔晓通	复旦大学附属中山医院

二等奖

项目名称	主要完成人				完成单位
交界性卵巢肿瘤的磁共振成像诊断关键技术创新及其在妇科中的应用	强金伟 李海明	张国福 李勇爱	马凤华 张 鹤	赵书会	复旦大学附属金山医院、复旦大学附属妇产科医院
名中医蔡淦教授"治脾以安五脏"学术思想在糖尿病防治中的应用	陆 灏 陈清光	蔡 淦 徐隽斐	陶 枫 杨雪蓉	李俊燕	上海中医药大学附属曙光医院
难治性癫痫的发病机制与干预研究	汪 昕 张溥明	王 云 徐纪文	李胜天 彭伟锋	丁 晶	复旦大学附属中山医院、上海交通大学、上海交通大学医学院附属仁济医院
肾癌精准微创诊疗体系的建立	郭剑明 胡骁轶	王 杭 奚 伟	刘 立 王佳骏	陈 伟	复旦大学附属中山医院

续 表

项目名称	主要完成人				完成单位
外中耳畸形发病机制与功能耳再造技术创新及其应用	张天宇 杨 琳	戴培东 张礼春	李辰龙 谢友舟	傅窈窈	复旦大学附属眼耳鼻喉科医院
消化系统肿瘤的神经内分泌调控	张志刚 杨小妹	李 军 张艳丽	聂惠贞	蒋书恒	上海市肿瘤研究所
心脏再同步疗法治疗慢性心力衰竭的应用与推广	宿燕岗 葛均波	汪菁峰 王 蔚	秦胜梅 陈学颖	柏 瑾	复旦大学附属中山医院
腰椎退变性疾病的系列基础研究和临床技术应用推广	赵 杰 谢幼专	程晓非 田海军	张 凯 吴爱悯	赵长清	上海交通大学医学院附属第九人民医院
疑难、复杂先天性心脏病的介入治疗新技术和临床应用	赵仙先 陈 峰	李 攀 白 元	许旭东 刘夙璇	秦永文	上海长海医院
支气管哮喘的免疫发病机制研究及其规范化管理	时国朝 李 斌	汤 葳 戴然然	万欢英 倪颖梦	周 敏	上海交通大学医学院附属瑞金医院、上海市免疫学研究所
直肠癌外科治疗全程管理模式的优化与推广	李心翔 梁 磊	蔡三军 朱 骥	马延磊 施德兵	李清国	复旦大学附属肿瘤医院
灾难应急救援体系规划和建立	刘中民 邵 钦	孙贵新 季晟超	徐增光 查 韵	陈鹤扬	上海市东方医院
肿瘤糖类标志物检测技术的系统研发和临床应用	高春芳 衣常红	房 萌 肖 潇	季 君 孙小娟	冯惠娟	上海东方肝胆外科医院
子宫内膜异位症与PAEs的相关性及其微无创手术的研究	孙 静 朱一萍	厉曙光 葛蓓蕾	赵 栋 张彦丽	韩凌斐	同济大学附属第一妇婴保健院、复旦大学

三等奖

项目名称	主要完成人				完成单位
蟾毒灵及其纳米制剂抗肿瘤机制研究	殷佩浩 袁泽婷	徐 可	邱艳艳	段友容	上海市普陀区中心医院、上海市肿瘤研究所
多模态影像学新技术对骨关节退行性疾病早期诊断的创新应用	汤光宇 邵泓达	诸静其	盛 辉	张 琳	上海市第十人民医院
儿童恶性实体肿瘤个体化治疗新技术应用研究	吴晔明 武志祥	袁晓军	蒋马伟	吕 凡	上海交通大学医学院附属新华医院

续　表

项目名称	主要完成人				完成单位
儿童发育性协调障碍早期评估和筛查诊断模式研究	花　静 金　华	朱丽萍	戴霄天	古桂雄	同济大学附属第一妇婴保健院、上海市妇幼保健中心、苏州大学附属儿童医院
复杂重度脊柱侧凸系列手术操作改进及创新性应用研究	朱晓东 杨长伟	徐　炜	张　扬	李志鲲	上海市同仁医院、上海市第十人民医院、上海长海医院
高危型 HPV 介导基质蛋白 CTHRC1 促进宫颈癌发生发展的基础与临床研究	张　蓉 陆　欢	任　渊	吴志勇	蒋鹏程	上海市奉贤区中心医院、常州市妇幼保健院、复旦大学附属妇产科医院、常州市第二人民医院
骨质疏松症中西医结合社区干预及机制研究	梁兴伦 周文锐	嵇承栋	潘　欣	朱敏洁	上海市杨浦区中心医院
抗心律失常的创新性药物研究	郑宏超 曹　阳	朱　福	缪培智	周志文	上海市徐汇区中心医院
临床级 NK 细胞的大规模扩增、分子免疫调控及其传统中药干预	朱诗国 龚陈嫒	姚　超	李　雁	王莉新	上海中医药大学、上海市中医医院
LMX1A 在胃癌中的作用机制及临床应用价值研究	冯　莉 钱燕青	张晓红	李美仪	钱沛羽	上海市闵行区中心医院
慢病科普系列作品集	杨青敏 乔建歌	曹健敏	洪　洋	周　静	上海市第五人民医院
慢性肾脏病的发病机制及黄芪作用机制的探讨	牛建英 齐伟伟	顾　勇	吴　青	覃乔静	上海市第五人民医院、复旦大学附属华山医院
盆底疾病科普创新平台的建设与应用	施国伟	王阳赟	史朝亮	屠民琦	上海市第五人民医院
祛风通络及其演变方药提高急性缺血性卒中临床疗效的机制与应用	蔡定芳 王国骅	向　军	张　雯	范　越	复旦大学附属中山医院、上海中医药大学附属曙光医院
上海市消除疟疾研究与评估	蔡　黎 张耀光	朱　民	江　莉	王真瑜	上海市疾病预防控制中心
系统性综合干预模式对社区美沙酮维持治疗者干预研究	占归来 田国强	周治荣	李　君	汪作为	上海市徐汇区精神卫生中心、上海市虹口区精神卫生中心、绍兴市第七人民医院、诸暨市疾病预防控制中心
新形势下医疗服务改善政策研究及全国应用	罗　力 戴瑞明	白　鸽	高解春	周奕男	复旦大学

续　表

项目名称	主要完成人				完成单位
新型经皮放射下胃造瘘术在吞咽障碍疾病营养支持中的临床应用	曹　军　何　阳　王赛博　苑天文 董毓敏				上海市徐汇区大华医院
血吸虫病空间流行病学分析的关键技术研究与应用	张志杰　姜庆五　胡　艺　王增亮 孙利谦				复旦大学
婴幼儿血管瘤的相关基础研究与诊疗进展	林晓曦　仇雅璟　马　刚　常　雷 金云波				上海交通大学医学院附属第九人民医院
支气管扩张的外科治疗和发病机制研究	张　鹏　姜格宁　陈和忠　朱余明 周永新				上海市肺科医院、上海长海医院、上海市同济医院
子宫内膜癌及癌前病变保留生育功能的临床-基础转化研究及应用	陈晓军　罗雪珍　张箴波　朱　勤 张宏伟				复旦大学附属妇产科医院、上海市第一人民医院

成果推广奖

项目名称	主要完成人				完成单位
肺外科微创胸腔镜手术关键技术及临床推广	朱余明　姜格宁　陈　昶　赵德平 蒋　雷　陈乾坤　周逸鸣　包敏伟 杨　洋　郑　卉				上海市肺科医院
骨不连治疗新理论、新技术的推广应用	苏佳灿　曹烈虎　陈　晓　纪　方 崔　进　宋绍军　胡　衍　周启荣 牛云飞　张春才				上海长海医院
激光在微创泌尿外科中的应用及其相关并发症预防研究的推广应用	夏术阶　韩邦旻　荆翌峰　赵福军 阮　渊　赵　炜　朱依萍　卓　见 王小海				上海市第一人民医院
脊柱脊髓损伤再生修复与功能重建研究的临床推广应用	程黎明　孙　毅　李思光　薛志刚 曾至立　朱融融　王启刚　靳令经 于　研　朱　睿				上海市同济医院、同济大学
慢性疲劳综合征中医学心身综合诊疗方案推广与应用	张振贤　黄　瑶　何燕铭　陈若宏 张　敏　陈　敏　吴丽丽　蔡之幸				上海中医药大学附属岳阳中西医结合医院
脑卒中后脑损伤重建机制及康复治疗三级模式的应用推广	朱玉连　吴　毅　白玉龙　姜从玉 吴军发　田　闪　胡瑞萍　徐冬艳 吴　澄				复旦大学附属华山医院

肠道微生态介导慢性共病的发生及干预策略

主要完成人　秦环龙　沈通一　马延磊　石忱长　杨永志　高仁元　陈启仪
　　　　　　　田宏亮　黄林生　尹　芳
完成单位　上海市第十人民医院

内容简介：

　　肠道菌群失衡除了导致消化道疾病,亦与心脑血管疾病、肥胖、糖尿病、自身免疫病甚至癌症等疾病发生发展紧密相关。近年来,全世界肥胖、便秘、炎性肠病(IBD)及大肠癌(CRC)等肠道慢性疾病呈高速增长趋势,引起医学界特别重视的是,便秘可诱发大肠癌、阿尔茨海默病(AD)等心脑血管疾病甚至导致死亡。目前,肠道慢性共病面临前期诊疗体系不完善,不能有效实现疾病的早发现、早治疗,也面临无法有效改善预后的难题。因此,为寻找肠道慢性疾病早期诊断的有效方法并提高治疗效果,减轻患者的痛苦,本项目组重点关注肠道微生态与肥胖、高脂饮食、慢性便秘、肠屏障损伤及大肠癌发生发展的关系,通过一系列基础及临床研究揭示其中关键作用机制,发现具有潜在临床慢性共病检测的生物靶标,取得了多项创新性发现,为进一步从肠道微生态角度探究慢性肠道共病提供了一种全新的思路,同时也为寻求治疗肥胖、便秘、CRC等慢性共病开拓了新的视野。

一、慢性疾病患者肠道菌群的改变

　　1. 肥胖患者与健康人群肠道菌群差异巨大:与健康人群相比,肥胖患者肠道菌群中有益菌,包括 *Bifidobacterium*、抗炎性 *Faecalibacterium*、产丁酸 *Ruminococcaceae* 都显著降低;而 *Bacillus* 及其他潜在机会性致病菌如 *Fusobacterium*、*Escherichia-Shigella* 显著增加。此外,体重介于健康和肥胖患者之间的超重人群,其肠道菌群结构改变频率介于健康和肥胖患者之中,表明与肥胖相关的肠道菌群结构随着肥胖进程出现规律性变化。

　　2. 高脂饮食与健康人群的肠道菌群也存在巨大差异:与健康人群相比,高脂饮食人群肠道菌 *Prevotella*、*Abiotrophia* 丰度差异显著。对社区中高脂饮食人群施以微生态法,即在其饮食中添加益生菌的同时进行膳食干预。结果发现微生态干预法能有效改变高脂饮食人群粪便的多样性、结构和丰度，表现为干预后肠道菌群多样性提高，降低某些潜在致病菌的丰度，包括 *Bacteroides*、*Fusobacterium*、*Pseudomonas* 等，同时增加有益菌的丰度，如 *Prevotella*、*Faecalibacterium prausnitzii*、*Coprococcus* 和 *Gemmiger* 等。

3. 发现 CRC 不同发展阶段患者肠道菌群的规律性变化：通过对 CRC 患者、腺瘤患者以及正常对照组人群的粪便样本菌群进行全面测序分析，发现 CRC 和腺瘤患者特异性的菌群谱：在门水平，腺瘤组的厚壁菌门和放线菌门丰度显著降低，而变形菌门和梭杆菌门丰度逐渐增加；属水平鉴定发现 67 种菌显著变化。CRC 组样本中的厚壁菌门和放线菌门的丰度较正常对照组的同样显著降低，而变形菌门、拟杆菌门和梭杆菌门的比例显著低于健康对照组。属水平上 CRC 组共有 148 种细菌发生了显著变化。总起来看，本项目发现具有规律性增加特征的中国 CRC 患者肠道"核心菌群"——具核梭杆菌 *Fusobacterium nucleatum*。

4. 发现慢性便秘患者肠道菌群的规律性变化：收集上海市第十人民医院微生态门诊诊断为慢性便秘患者粪便样本，对所有粪便样本进行 16S rRNA 菌群测序、宏基因组测序及组学分析后发现，与健康人群相比，便秘人群 *Prevotella_9* 菌属的丰度较低，*Escherichia-Shigella* 菌属丰度较高，双歧杆菌属中的 *Bifidobacterium_dentium* 丰度在健康人群中富集，而 *Bifidobacterium adolescentis* 和 *Bifidobacterium animalis* 在便秘人群中高度富集。乳酸杆菌属 *Lactobacillus oris* 和 *Lactobacillus reuteri* 在健康人群中富集。微生态制剂治疗后 *Faecalibacterium*、*Prevotella 9*、*Subdoligranulum*、*Bacillus* 等 10 种菌属丰度较治疗前增高，*Bacteroides*、*Parabacteroides*、*Alistipes*、*Escherichia-Shigella*、*Blautia*、*Lachnoclostridium*、*Phascolarctobacterium* 等 11 种菌属丰度较治疗前降低。确定慢性便秘患者核心菌群为 *Escherichia-Shigella*、*Bacillus*、*Lactococcus* 和 *Faecalibacterium*。

二、肠道微生态针对不同的慢性共病干预措施和手段

肠道微生态治疗作为近些年兴起的一种新的治疗方案，在各种肠道内外疾病中逐渐显露出其重要性，微生态干预的目标是重新构建患者的肠道微生态系统，恢复肠道菌群的多样性，最终使原先肠道内的紊乱菌群达到一个新平衡。课题组综合应用菌群移植、益生菌、益生元、营养支持及外科干预等特色技术实现肠道内和肠道外疾病的有效治疗，系统性地提出了肠道微生态治疗的理念及方法，开辟肠道微生态治疗复杂肠道功能疾病的新模式。

首次建立国内首个专科化的慢性便秘诊治中心，制定出慢性便秘患者的疾病评价标准和阶梯、分级治疗策略，降低传统泻剂依赖性，开创我国利用肠道微生态治疗肠动力障碍疾病治疗的新局面。

率先对顽固型便秘患者开展粪菌移植治疗，其临床改善率和缓解率均远超常规保守治疗效果。课题组开展了国际上首个临床高质量随机对照试验，证实了菌群移植改善慢性便秘的疗效，3 个月后便秘临床改善率约为 50%，临床缓解率约为 37.5%，治疗过程中以及随访期间均未出现严重并发症；对 359 例慢传输型住院便秘患者进行粪菌移植治疗，在粪菌移植后第 12 周，每周排便次数由 1.5 次增加到 4.3 次。其临床治愈率达 40.2%，临床改善率为 60.5%，结肠传输时间由 76.8 小时降低到 64.2 小时；在门诊对 800 余例慢性便秘患者进行合生元治疗 1 个月，其中 100 例治疗达 3 个月以上，对患者进行随访发现微生态治疗增加

临床有效率达到 40%(表现为增加排便次数)、降低并发症(腹胀、食欲不振等)差异具有统计学意义;53 名慢性便秘患者服用合生元 3 个月后,排便次数较之前显著增加,且腹胀、食欲不振、焦虑情绪、泻剂依赖性发生率显著降低,在治疗过程中,没有出现不良反应。

为进一步在肠道微生态相关慢性疾病治疗上取得更大的进展和突破,在秦环龙教授积极推进下,由上海市第十人民医院牵头,联合普陀区人民和上海市第六人民医院的专家在普陀区人民医院建立国内第一个肠功能康复专科病区,并与 2018 年 10 月荣获新一轮上海市医学重点专科——肠功能康复专科。病房成立以来就主要针对微生态相关的慢性疾病进行治疗,初步探索出了对于微生态相关慢性疾病进行益生菌移植、肠内肠外营养及药物联合的治疗方案,并取得了 85% 以上的治疗有效率。

本课题的研究先后得到同济大学先导项目《大肠癌核心微生物的临床诊疗价值及致癌机制研究》,国家自然科学基金面上项目《MIMP 调控 miR - 21 - Ras/MAPK 通路抑制具核梭杆菌致肠上皮细胞癌变的机制研究》,国家自然科学基金重点项目《高脂及肠道微生态代谢异常影响大肠癌发病风险的机制研究》的资助。本项目发表最具代表性 SCI 收录论文 12 篇,总影响因子为 93.02 分,平均影响因子为 7.75 分,被他引 201 次;其中最高影响因子为 20.77 分,影响因子>10 分论文 4 篇,1 篇被评为 *Clinical Medicine* 学术邻域年高引最优秀前 1% 论文;获发明专利 1 项;主编专著 2 部(含我国第一部肠屏障专著)。研究成果参加国内外会议交流百余次,被全国十多所三甲医院应用。本项目促进了胃肠学与微生态学交叉学科的发展,极大地提升我国在慢性肠道疾病的研究水平和国际影响力。

基于 T 淋巴细胞的肿瘤免疫综合治疗

主要完成人 储以微 骆菲菲 刘 杰 张 毅 周良辅 张 镭 王月弟
张宇飞 钱嘉文 张 丹
完 成 单 位 复旦大学、复旦大学附属华山医院

内容简介:

肿瘤免疫治疗已在多种肿瘤中取得惊人疗效,并获诺贝尔奖。免疫治疗与放化疗等联合应用的优化序贯治疗策略也成为研究热点,极具临床应用价值。本项目在国自然基础研究项目及市科委应用研究项目的持续资助下,围绕肿瘤免疫治疗机制的临床前及临床研究,聚焦免疫系统中抗肿瘤效应发挥的主要实施者——T 淋巴细胞开展了十余年研究,获得了一系列重要的科学成果。

1. 发现抗肿瘤放化疗打破免疫耐受、重塑免疫微环境的新机制。2006 年,即首次证实抗肿瘤放化疗致淋巴细胞减少为重塑免疫微环境提供空间,促效应性 T 细胞(Teff)借助"淋巴细胞自稳增生"机制发生活跃增殖,并获得记忆样表型。同时,选择性诱导调节性 T 细胞(Treg)凋亡、打破肿瘤免疫耐受、逆转免疫抑制性微环境,为放化疗联合免疫治疗提供最佳"时间窗"的序贯方案。代表论文发表在 *Clin Immunol*、*J Immunother* 等专业期刊,单篇最高引 74 次,引用杂志包括 *Nat Commun*、*Neuro Oncology* 等权威期刊。

2. 发现 TLRs 激动剂直接调控 T 淋巴细胞的新机制。首次证实 TLRs 激动剂直接选择性增强 Teff 杀伤肿瘤的能力,显著性下调 Treg 的免疫抑制功能,双效诱导增强的抗肿瘤免疫应答,为开发新型免疫佐剂提供助力。代表论文发表在 *J Immunol*、*Clin Immunol* 等专业期刊,单篇最高被引 61 次,被 Global Medical Discovery 推荐为"重要科学文章",被 Faculty of 1000 推荐为 F1000 论文,并评价道:"该研究成果为免疫生物治疗的转化医学研究奠定了坚实的基础"。

3. 研发免疫细胞治疗新技术。通过促进 T 细胞抗原识别(DC 疫苗)、活化增殖和特异性杀伤(分泌型 CAR - T 细胞)等多途径对免疫细胞抗肿瘤治疗增效。代表论文发表在

Cell Res 杂志;申请国家发明专利 4 项,授权 3 项,转让 1 项,并获产品生产证;完成 1 项临床研究,有效提高患者无进展生存期 2.5 个月和总生存期 6.5 个月;完成技术推广培训全国 10 省市十余家单位。

　　本项目历时 12 年(2006—2017 年)共发表论文 163 篇,SCI 收录 127 篇,总影响因子 635 分,总被他引 4 320 次(截至 2018 年 10 月),其中代表性论文 20 篇,SCI 收录 18 篇,单篇最高影响因子 15 分,单篇最高被引 74 次,国家发明专利授权 3 项,转让 1 项,培养博士后及研究生 35 人,在国际免疫学大会、IUIS、中国肿瘤生物治疗大会和全国免疫学大会上针对上述免疫治疗新技术应邀发言。

精子发生障碍导致男性不育的
基础研究及其临床应用

主要完成人 李 铮 何祖平 张 锋 夏术阶 姚晨成 袁青青 田汝辉
朱子珏 智二磊 李 朋

完成单位 上海市第一人民医院、上海交通大学医学院附属仁济医院、复旦大学
附属妇产科医院

内容简介:

精子发生障碍导致严重精子畸形与无精子症,由此导致的不育症与出生缺陷至少影响500万家庭。人类精子发生障碍研究的重点和难点在于:缺乏基于临床家系的致病基因研究、缺少充足组织样本量支持的应用研究、尚无精子无创评估技术以及规范化诊疗体系。本项目紧紧围绕精子发生障碍,聚焦精子变形障碍与精原干细胞增殖分化障碍进行深入研究,并应用于男性不育的精准诊断与治疗。

1. 解析精子发生障碍诊疗新靶点:本项目建立我国精子发生障碍临床大数据库,探索精子形成障碍导致精子畸形的致病新基因,将多发鞭毛畸形的病因学诊断率由44%提高到61%。分离生精障碍患者精原干细胞,揭示4个信号通路与生精障碍密切相关,验证396种microRNAs参与表观遗传调控。

2. 建立体外体内精子发生新体系:基于生精障碍睾丸组织库,建立干细胞与支持细胞相互作用研究平台,探索诱导多能干细胞(iPS)体内与体外分化模型。国际上首次报道将隐睾患者的精原干细胞体外诱导定向分化为精子细胞,并证明其有受精潜能。本项目为治疗生精障碍提供新途径。

3. 创建拉曼光谱无创评估生精小管与精子新技术:国际首创拉曼激光扫描人生精小管与精子,获取生精障碍患者特征性精子与生精小管"分子图谱"。该技术敏感性高达90%,判别生精小管是否有精子的特异性高达86%,避免取精手术盲目破坏生精小管,防止选择异常精子生育子代。

4. 提出生精障碍诊疗新路径,制定《男性不育诊疗指南与共识》:构建男性不育三分法诊疗体系,建立稀少精子冻融新方法与精索静脉曲张及Y染色体微缺失筛查诊疗路径及专家共识。

本项目指导全国同行诊治精子发生障碍患者5 000例以上,临床病例居全国前茅,疗效显著。代表性论文20篇,其中SCI收录18篇,影响因子共77.89分,被 *Nature Reviews Urology*、*Development* 等杂志他引149次;主编主译《生殖系统》《精子细胞》2本教材专著与《2016中国男科疾病诊疗指南》《射精管梗阻与精道内镜技术专家共识》2本指南共识;获得授权4项发明专利。连续10余年举办继续教育项目,建立中国医师协会男科培训学院、亚洲男科学协会培训学院2个男科培训基地。本研究成果在全国18家医院推广应用,让不育家庭成功生育子代,取得了良好的社会效益。

淋巴系统在关节炎病理变化过程中的作用及蠲痹法的调控机制

主要完成人 梁倩倩　徐　浩　王拥军　邢联平　施　杞　崔学军　舒　冰
李晨光　赵永见　李金龙

完成单位 上海中医药大学附属龙华医院、上海中医药大学脊柱病研究所、上海
中医药大学康复医学院

内容简介：

该成果属于中西医结合骨伤科范畴。本项目组致力于"关节炎病理变化和淋巴系统相关性研究关节炎病理变化和淋巴系统相关性研究"，形成了以下创新成果。

1. 率先建立了 ICG‑NIR 活体动态检测淋巴回流、小动物超声和 CE‑MRI 检测淋巴结体积、全片扫描免疫荧光染色检测淋巴管分布等技术，形成了以淋巴系统结构与功能评价关节炎病理变化的方法学体系。形成了以淋巴系统结构与功能评价关节炎病理变化的方法学体系。

2. 首次证明了淋巴回流障碍的分子机制是炎症因子刺激淋巴管内皮细胞产生一氧化氮，损伤平滑肌细胞，明确了关节炎急性期、慢性期淋巴回流功能的变化规律。首次提出淋巴系统回流功能障碍是关节炎的重要发病因素。首次提出淋巴系统回流功能障碍是关节炎的重要发病因素。

3. 首次证明了抑制淋巴回流加重、促进淋巴回流减轻关节炎症；B 细胞淋巴结移位及淋巴结萎缩加重关节炎症。开创了采用淋巴系统研究关节炎病理变化过程的新领域。

4. 首次证明"蠲痹法"（蠲痹汤、加味牛蒡子汤、独活寄生汤及有效组分）通过刺激淋巴管生成，促进淋巴回流，减轻关节炎症。首次提出"从痹论治"调控淋巴系统结构和功能，开拓了调控淋巴系统结构和功能，开拓了"蠲痹法"防治关节炎疗效机制研究的新思路。

5. 揭示了淋巴回流障碍造成关节内炎症产物聚集成"痹"的病理变化规律，系统地证明了"蠲痹法"能够促进淋巴回流，减轻关节炎临床表现。创新性提出"淋巴系统结构异常与功

能障碍是导致关节出现痹证病理变化的关键环节淋巴系统结构异常与功能障碍是导致关节出现痹证病理变化的关键环节",丰富和发展了中医"痹证"理论。

先后获得25项国家及省部级项目资助。代表性SCI收录论文20篇,被引443次,总影响因子101.8分(单篇影响因子最高13.3分);*Nature Reviews Rheumatology*专门作亮点文章介绍本项研究成果,主编Jenny Buckland教授评价本项研究为"靶向关节淋巴功能的治疗方法将在关节炎治疗中崭露头角"。主办国际骨生物学研讨会7次,荣获ORS Young Investigator Award等国际学术奖12项,ISTP收录45篇。主编、副主编规划教材等10部,培养38名博士及硕士生,荣获"教育部长江学者奖励计划特聘教授"、国家自然科学基金优秀青年科学基金项目、"全国百篇优秀博士学位论文奖"等。获得授权专利7项并在全国79家单位推广,产生了极大的学术影响和良好的社会效益。

膝关节功能障碍的结构与功能重建
新技术及规范化治疗体系的建立

主要完成人　赵金忠　罗从风　皇甫小桥　蒋佳　燕晓宇　谢国明　董士奎
　　　　　　　赵　松　徐才祺
完 成 单 位　上海市第六人民医院

内容简介：

　　膝关节功能障碍治疗一直是临床研究的热点和难点。该项目围绕膝关节功能障碍的结构与功能重建新技术及规范化体系的建立从多个层面开展了多个系列研究,提出了一系列与韧带重建、骨结构重建相关的理论、手术方式和判断标准,开展了大量临床研究,探索治疗新技术,对治疗改良优化,建立其结构与功能重建的新策略,取得满意的临床效果,多项理论和手术方式被国内外同行认可,提高了膝关节疾病的治疗水平,促进了我国骨科学、运动医学的学科发展。项目的创新性成果有以下几点。

　　1. 建立一系列韧带移植物切取与准备、移植物与骨隧道匹配的新技术,如腓骨长肌腱前侧半的独特切取技术;提出了促进移植物韧带化、肌腱与骨隧道界面的新方法。

　　2. 首次提出膝关节韧带采用自体肌腱移植物超强重建、保留断裂韧带残端重建等观点,建立了一套多个系列的韧带超强重建新技术和保留残端重建技术。首次建立单一肌腱移植同时重建后外侧多个结构治疗膝后外侧复合体损伤,及关节镜下 ACL 和 PCL 同时双束解剖重建方法治疗关节多向不稳定。

　　3. 首创建立髌股关节紊乱疾病相关的判断方法和标准,开发一系列纠正髌股关节紊乱的结构与功能重建新技术。

　　4. 首次提出 Zhao 氏微创松解新技术治疗膝关节僵硬。

　　5. 首次提出胫骨平台骨折三柱分型方法,开发一系列手术入路、复位和固定等手术新技术,形成一套胫骨平台骨折手术治疗的三柱理论和方法体系。首创关节镜下胫骨结节撕脱骨折复位和固定手术技术;首次确定 Hoffa 骨折发生的位置频率和形态,确定了骨折不同固定方法的有效性。

本项目第一完成人牵头成立中国研究型医院学会运动医学专委会并任主委,项目发表 SCI 收录论文 52 篇,中文核心期刊论文 125 篇,其中代表性 SCI 收录论文 20 篇,总影响因子 95.14 分,被他引 524 次;出版专著 6 部;获国家实用新型专利 2 项;研究结果被写入 2 部国际指南;参加国内外学术交流 20 余次,受邀进行手术演示及带教 20 余次,学习班培训全国学员近 2 000 人次;举办国家级膝关节学习班和市级学习班 16 次,关键技术在全国 18 余家医院推广应用,成果获上海市科技进步一等奖。

线粒体代谢异常致心力
衰竭的机制及防治策略

主要完成人 孙爱军 葛均波 姜 红 邹云增 徐 磊 范 凡 王 聪
崔晓通 张 磊 王 鹏
完 成 单 位 复旦大学附属中山医院

内容简介：

心力衰竭是多种心血管疾病的终末结局。目前,心衰发病率快速上升,经典心力衰竭诊疗方案已进入瓶颈期,5年病死率高达50%,亟待从新视角解析其机制以实现"早诊早治,有效阻断"。项目组从线粒体代谢角度入手探寻诊疗靶点,指导临床诊治,取得创新成果如下。

1. 证实遗传性心力衰竭可由钠通道基因突变导致的线粒体功能受损引起,扩大了致病基因谱,提高了遗传性心力衰竭早期诊断率。所研发的疾病检测试剂盒获国家发明专利并实现临床转化,显著提高了遗传性心力衰竭基因检出率,成果被编入《单基因遗传性心血管疾病基因诊断指南》。研究成果被编者按高度评价为："该发现拓展了传统观点,并提出新的可能,即离子通道基因突变并非只能导致心律失常,而是可以直接导致心肌损伤。"被《中国医学论坛报》评为年度全球心血管十大发现。

2. 揭示了获得性心力衰竭中代谢关键分子通过维持心肌线粒体代谢稳态参与心力衰竭病理生理过程及其机制,并应用于心力衰竭防治。发现毛壳素这一抗肿瘤药能调控乙酰化修饰相关酶(SIRT1)提高心肌梗死后心力衰竭生存率,显示了毛壳素成为抗心力衰竭治疗新药物的潜力。首次揭示了乙醛脱氢酶2(ALDH2)可通过"维护心肌细胞内物质、能量代谢稳态发挥心肌保护作用"的新机制。提出了ALDH2是线粒体代谢的内源性保护屏障,是参与心力衰竭发展进程的关键代谢分子。研究成果被认为是心力衰竭病理机制上的重要突破,为治疗在病理生理上与乙醛脱氢酶有关的疾病提供了最佳选择。

3. 建立心力衰竭代谢诊疗康复体系,开拓性提出了心力衰竭微环境与侧支循环代谢干预疗法,通过评估代谢指导个体化介入治疗,有效改善心力衰竭预后。提出通过干预能量代谢储备及代谢模式来促进侧支循环形成,为心力衰竭治疗提供了新策略。成果应用于指导临床冠脉血运重建方案的选择;建立"基于代谢标志物的临床心衰风险预测"——"针对心力衰竭线粒体代谢的靶向调节"干预体系,实现了心力衰竭的多级预防。

该项目成果被编入《中国心力衰竭诊断和治疗指南》及《中国心力衰竭防治现状蓝皮书2015》,项目推广到30余省市自治区,累计造福人群逾8万例,成为我国心力衰竭代谢管理中心范例,推动了全国范围心衰中心的建设。所选代表性论文20篇,总影响因子106.7分,被他引395次;授权及转化专利1项。近5年在国际重大会议做专题报告80余次。项目总体达国际先进水平。

交界性卵巢肿瘤的磁共振成像诊断
关键技术创新及其在妇科中的应用

主要完成人　强金伟　张国福　马凤华　赵　书　会　李海明　李勇爱　张　鹤
完成单位　复旦大学附属金山医院、复旦大学附属妇产科医院

内容简介：

交界性卵巢肿瘤(borderline ovarian tumors，BOTs)为低度恶性肿瘤,其生物学行为、组织病理学和影像学介于良性和恶性肿瘤间,临床和影像学诊断困难。其治疗方案、随访策略均不同于卵巢癌和良性肿瘤,故术前准确的影像学诊断具有重要意义。MRI具有优异的组织分辨力、多方位成像,且无辐射的优势,已成为最重要的影像学工具和研究热点。项目历经十年的探索实践,创新性的建立了BOTs的MRI诊断关键技术,并广泛应用于妇科疾病诊断,提高了精准诊断能力。主要内容及创新点如下。

1. 创立了BOTs的MRI诊断关键技术体系,进行术前精确诊断,指导临床采取合理的治疗方案。该体系是在常规MRI形态学成像基础上,融合了扩散相关成像,包括扩散加权成像(DWI)、扩散峰度成像(DKI)和体素内不相干运动(IVIM)评价肿瘤细胞密度、异质性、微结构和微循环;磁共振波谱(MRS)评估肿瘤代谢;动态对比增强MRI(DCE‐MRI)定量评价肿瘤微循环和微血管渗透性,解决了由于术中冰冻诊断正确性不足导致的不必要的子宫和附件切除或二次手术问题。使BOTs的术前诊断准确性达96.4%,支撑了临床行保留生育能力的手术,提高了患者和家庭的术后生活质量。

2. 以BOTs为鉴别诊断参照,运用多种MRI技术全面研究难鉴别的卵巢肿瘤的MRI表现,同时探讨不同MRI成像技术对不同妇科肿瘤的价值。项目不仅描述了各类卵巢肿瘤的常规MRI表现,同时运用多参数MRI诊断体系进行肿瘤鉴别,探讨不同MRI成像技术(DWI、DKI、IVIM、MRS、DCE‐MRI)对不同妇科肿瘤的应用价值,既获取关键精准诊断信息,又减少二次检查,节约医疗资源。

3. 首次将叶酸和透明质酸靶向氧化铁纳米颗粒应用于卵巢癌和内膜异位的MRI诊断

中,为未来临床靶向诊断和治疗提供可能性。研究证明了叶酸和透明质酸靶向氧化铁纳米颗粒比非靶向颗粒能更早、更明显的检测到病变,有潜力成为一种兼具诊断与治疗的多功能分子探针。

通过本项目的研究,已有 6 人取得博士学位,10 人取得硕士学位,培养学术骨干 5 名,22人取得上海市住院医师规范化培训合格证书。本项目主编专著 2 部、主译专著 2 部、副主编及参编书著 5 部,发表论文 81 篇(主要相关论著 20 篇,总 SCI 影响因子 57.91 分,被他引134 次)。9 篇 SCI 论著发表于本专业权威杂志 *Eur Radiol*、*J Magn Reson Imaging* 和 *Am J Roentgenol*。主办 11 期国家级继续教育项目学习班,2 000 多人参加了学习培训,研究成果向 22 家三级医院推广,提高了卵巢肿瘤的影像学诊断水平,取得了巨大的社会利益。

名中医蔡淦教授"治脾以安五脏"
学术思想在糖尿病防治中的应用

主要完成人 陆 灏 蔡 淦 陶 枫 李俊燕 陈清光 徐隽斐 杨雪蓉
完 成 单 位 上海中医药大学附属曙光医院

内容简介:

目前,我国糖尿病发病率和病死率位居全球第一,严重威胁人类健康。本研究团队在"治脾以安五脏"学术思想指导下,继承全国名中医蔡淦教授的临床经验,在长期的临床实践中,制定了以"健脾"为基本治则的系列方药,分期防治糖尿病及其并发症,取得了满意的临床疗效。获得创新成果如下。

1. 以"健脾清热化湿"为治则,制定了健脾清化方,在生活方式干预基础上,运用健脾清化方防治5 885例糖尿病前期,糖尿病转化率降低60.2%。且明显改善糖尿病高危人群"气阴两虚(脾虚)"中医学临床表现,提高了该类疾病的防治水平,并建立了临床规范化方案。

2. 以"健脾清热化湿"为治则,健脾清化方及其拆方清化颗粒治疗15 945例糖尿病,有效率为83.5%。同时,以72小时持续血糖监测为评估手段,证实健脾清化方可使糖尿病患者日内平均血糖波动幅度(MAGE)下降50.9%,日间血糖平均绝对差(MODD)下降65.8%,有效减少日间和日内血糖波动,减少低血糖发生风险,有效维持血糖稳态。

3. 以"健脾活血"为治则,制定了DM120方,治疗2 500例早期糖尿病肾病,有效率为78.8%,肌酐(Cr)下降60.5%,尿素氮(BUN)下降35.8%,尿蛋白排泄率(UAER)下降68.8%。

4. 以"健脾通络"为治则,制订了灵异胶囊(虫类药)联合健脾清化方的临床方案,治疗1 800例糖尿病周围神经病变,有效率为72.6%,明显改善患者下肢麻木、疼痛等症状。

5. 揭示健脾方药作用新机制。健脾清化方防治糖尿病前期的关键靶点为肠促胰岛素(GLP-1);清化颗粒防治糖尿病的关键靶点为苦味受体;DM120防治糖尿病肾病的关键靶点为TFG-β_1;灵异胶囊防治糖尿病周围神经病变的关键靶点为Na^+,K^+ATP酶。

该项目共发表论文 81 篇,论文累计被引 546 次,申请发明专利 6 项,培养研究生 65 余名,连续举办国家级学习班 6 次,参会总人数 2 500 余次,在上海 50 余家医院及社区卫生服务中心推广应用。研究成果作为中医药综合防治方案的一部分在上海多个社区应用于糖尿病高危人群的干预及 2 型糖尿病及其并发症的治疗。

难治性癫痫的发病机制与干预研究

主要完成人 汪 昕 王 云 李胜天 丁 晶 张溥明 徐纪文 彭伟锋

完成单位 复旦大学附属中山医院、上海交通大学、上海交通大学医学院附属仁济医院

内容简介：

难治性癫痫是临床常见疾病，国际国内现有各种抗癫痫治疗均无效，其猝死率是常人的20倍。因其病程长、症状反复发作，给患者及社会带来沉重负担。揭示疾病特征，探讨发病机制是亟需解决的临床问题。神经科学的最新研究提示脑神经元联络网络对于维持大脑正常功能具有重要作用，阐明难治性癫痫脑网络改变规律，寻求深入机制及药物干预靶点是难治性癫痫防治中的重大关键问题。

课题组围绕难治性癫痫脑网络动态改变规律，影响机制及可能干预靶点，在上海市科学技术委员会重大项目的支持下，经过多年的紧密合作，取得如下主要创新性成果。

1. 首次报道内嗅皮层是难治性癫痫海马异常网络的起源点，建立创新性脑电网络检测模型，提供了行之有效的难治性癫痫脑网络异常多模态动态检测方案，为临床确立难治性癫痫起源，传播建立了辅助诊断新技术，有效指导难治性癫痫患者临床手术方案确立，提高手术治疗有效率。

2. 深入阐述突触外的兴奋性氨基酸受体和抑制性氨基酸受体对神经元电活动的影响，首次报道抑制性氨基酸受体中氯离子通道相关蛋白氯离子共转运体 KCC2 以及幼年癫痫动物模型中氯离子通道-3 的重要作用，阐明其机制，提出难治性癫痫药物治疗的新方案。

3. 国际上，首次揭示新型炎症因子白细胞介素 17A 与难治性癫痫发生发展密切相关，研究发现受到广泛关注和引用。发现海马内 β-烟酰胺腺嘌呤二核苷酸及雌激素在难治性癫痫异常网络发生中的作用，为揭示难治性癫痫发病机制并发展预防性药物治疗新方案提供确凿的理论依据。

项目研究成果对于提高难治性癫痫的控制率，改善患者预后，减轻社会负担，推进新型

药物及治疗方案制订具有重大意义。项目成果在多家医院推广应用。项目总体国内领先,部分达国际先进水平。项目发表代表作 SCI 收录论文 20 篇,总影响因子分 59.9 分,被引 113 篇次,他引 91 篇次。项目培养博士研究生 12 名,硕士研究生 8 名。难治性癫痫脑网络改变新检测方案,经初步统计在全国各级医院中应用人次达 9 500 人次。脑电辅助定位总有效率 90%,达到国际先进水平。本项目研究成果对于提高难治性癫痫的控制率,改善患者预后,减轻社会负担,推进新型药物及治疗方案制订具有重大意义。

肾癌精准微创诊疗体系的建立

主要完成人 郭剑明 王 杭 刘 立 陈 伟 胡骁轶 奚 伟 王佳骏
完成单位 复旦大学附属中山医院

内容简介：

随着人们预期寿命的提高，肾功能的保护日益关注。提高肾癌的总生存期与生活质量一直是泌尿外科医生追求的目标。《肾癌的诊疗指南》也在日益更新，从早期肾癌做肾癌根治术到现在尽可能做肾部分手术，然而肾部分手术的手术风险和术后并发症的概率远高于肾癌根治术。面对时代的需要，提出以下几点创新。

1. 肾癌的术前评估方面：①提出首个基于中国人数据的保留肾单位手术（NSS）术前评分系统——中山评分，用于术前评估手术难度、并发症风险等，提高保肾手术比例的同时降低了并发症；②提出首个用于"零缺血"肾部分切除手术的评分体系——肾柱评分和零缺血指数，提高了施行零缺血肾部分切除术的比例和安全性。

2. 肾部分手术的术中处理方面：①发明腹腔镜手术遥控动脉夹，即开即闭，减少热缺血时间的同时提高了手术安全性；②率先在复杂肾肿瘤中开展小切口开放手术，结合了开放和微创的特点，减少创伤的同时降低了围术期并发症。

3. 肾癌的预后评估：①通过分子分型建立肾癌预后模型，区分高危肾癌患者，有利重点监测和转移复发的早诊早治；②首次提出 SETD2 在转移性肾癌中可用于靶向药物治疗的疗效预测，提高了药物的客观反应率；③首次提出病理假包膜的"四分类法"，在大样本队列中系统研究其对预后的影响。

该项目成果在提高肾部分手术比例的同时降低了围术期并发症。高危肾癌患者重点监测，早发现，早治疗。根据分子分型选择合适的靶向药物提高了患者客观反应率和生活质量。精准微创诊疗体系的应用提高了肾癌诊疗水平的发展。

该诊疗体系在中国人民解放军总医院、长海医院、仁济医院等全国多家单位推广应用。项目总体国内领先，部分达到国际先进水平。

外中耳畸形发病机制与功能耳
再造技术创新及其应用

主要完成人 张天宇 戴培东 李辰龙 傅窈窈 杨 琳 张礼春 谢友舟
完成单位 复旦大学附属眼耳鼻喉科医院

内容简介：

先天性外中耳畸形是颜面部仅次于腭裂的严重出生缺陷,国内每年新增该类畸形病例近万名。单纯行耳郭再造不能改善听力;单纯行听觉重建不能兼顾耳郭的整形与再造,只有将两者有机地结合,在进一步改善耳郭美学再造的同时,完美融合听觉重建,方能成为医患的共同目标。本项目历时10年,探索出一套"功能耳再造"的技术创新体系,将耳再造从早期探索阶段——"大饼样耳",中期发展阶段——"浮雕样耳",到近期成熟阶段——"自然耳",推进到"功能耳"再造的新阶段。项目的创新点有以下几点。

1. 首次发现外耳道曲度是狭窄外耳道胆脂瘤形成的主要危险因素;首次明确外耳道狭窄程度与外耳道胆脂瘤形成的弱相关性,同时发现狭窄外耳道胆脂瘤具有自愈能力,为完善狭窄外耳道重建术的手术适应证及技术规范提供了强有力的依据。

2. 国际首创耳内-耳甲切口外耳道重建技术,有效解决外耳道再狭窄的难题;将耳郭再造与外耳道及中耳重建技术有机结合,率先建立"功能耳再造"技术体系与创新手术方案;执笔国际第一部《先天性外中耳畸形临床处理策略专家共识》,成为我国的行业标准。

3. 首次发现外中耳畸形的骨导听力下降机制;首次证实卵圆窗封闭和圆窗封闭均可引起骨导听力下降;同时发现听骨链松解术后骨导听力提高现象,对外中耳畸形伴有骨导听力下降的手术效果预测更为精准。

4. 基于国内外最大样本量(911例)的外中耳畸形流行病学调查,明确外中耳畸形的发病危险因素;率先绘制中国TCS致病基因突变谱,为外中耳畸形产前防治提供优生优育指导。

项目组共发表直接相关论文79篇,其中SCI收录论文39篇;获发明专利授权3项。在项目完成单位成立国内首家以耳鼻面部畸形疾病治疗为特色的"眼耳鼻整形外科";在国内率先建立人工中耳及耳力学实验室;成功主办第八届国际中耳力学及耳科学大会并任大会主席。"功能耳再造"理念与技术体系目前在美国、韩国以及国内主要的耳科中心包括中国台湾地区得到推广应用,对本领域发展起着重大的规范和引领作用。

消化系统肿瘤的神经内分泌调控

主要完成人 张志刚 李 军 聂惠贞 蒋书恒 杨小妹 张艳丽
完 成 单 位 上海市肿瘤研究所

内容简介：

消化系统的功能受到神经内分泌的精细调控。本研究通过一系列的原创性工作证实了在消化系统肿瘤微环境中神经内分泌相关因子发生紊乱，从而影响肿瘤进程。越来越多的证据表明肿瘤是一种"组织"或"器官"，肿瘤组织或器官不仅包含了癌细胞，还包含多种间质细胞（成纤维细胞、免疫细胞等）以及大量的分泌性因子（生长因子、神经递质和激素等）。肿瘤微环境中一些重要的调节分子，如糖皮质激素、儿茶酚胺、乙酰胆碱、皮质类固醇、免疫分子等，影响肿瘤发展的各个层面，如肿瘤的发生、免疫逃逸和侵袭转移等，这也提示了神经内分泌相关因子等组成的微环境分子网络在恶性肿瘤的演变过程中扮演着重要角色。项目的创新点有以下几点。

1. 发现去甲肾上腺素/肾上腺素（norepinephrine/epinephrine，NE/E）系统通过调控肝癌微环境中，转激活表皮生长因子受体（EGFR）信号通路，从而影响肝癌侵袭转移和失巢凋亡。单胺氧化酶 A（MAOA）是 NE/E 降解酶，遗传学研究表明 MAOA 与人的暴力倾向和抑郁密切相关，我们发现 MAOA 能够显著抑制 NE/E 所诱导的肝癌细胞体内体外转移。MAOA 的表达水平与肝癌的血管侵袭和肿瘤包膜，及患者的预后密切相关（论文发表于 *Journal of Hepatology* 2014，影响因子 12.49 分）。

2. 在肝癌微环境的研究中发现，盐皮质激素（醛固酮）可以通过激活其受体，抑制肝癌细胞的瓦伯格效应，揭示了盐皮质激素及其受体调控肝癌细胞有氧糖酵解和生长（论文发表于 *Hepatology* 2015，影响因子 13.25 分）。

3. 利用胰腺癌的自发肿瘤模型 KPC（PDX1 - Cre；LSL - KrasG12D/ +；Trp53R172H/ +），患者组织来源的异体移植小鼠模型（PDX 模型）等，揭示了胰腺癌微环境中 5 -羟色胺（5 - HT）合成和代谢系统发生紊乱，导致胰腺癌细胞的有氧糖酵解显著增强，促进了肿瘤细胞的生长。同时,我们使用 HTR2B 受体的抑制剂 SB204741 能够显著抑制 KPC 和 PDX 模型中胰腺癌的生长。HTR2B 受体的抑制剂已进入肺动脉高压的临床实验,因其安全性较好,有可能作为胰腺癌治疗的一种候选药物(论文发表于 *Gastroenterology* 2017,影响因子 20.77 分;2018 年,*Annals of pancreatic cancer* 杂志对该文章配发了特约编辑评论)。

4. 发现神经发育相关蛋白 SPON2 通过不同的 Integrin‐Rho GTPase‐Hippo 信号通路作用于巨噬细胞和肝癌细胞,从而抑制肝癌细胞的侵袭和转移(论文发表于 *Cancer Research* 2017,影响因子 9.12 分,当期的亮点推荐)。

项目完成单位是上海市肿瘤研究所;第一完成人张志刚博士现任上海交通大学医学院附属仁济医院上海市肿瘤研究所"癌基因及相关基因国家重点实验室"课题组长,研究员,博士生导师。目前,已发表 SCI 收录论文 35 篇,被他引 453 次。通讯作者文章 31 篇,其中影响因子 10 分以上 4 篇,7～10 分之间 4 篇,主要包括 *Gastroenterology*、*Hepatology*、*Journal of Hepatology*、*Cancer Research*、*Oncogene*(3 篇)、*Cancer Letter*、*Molecular Cancer*、*Neoplasia* 等国际著名期刊。参与英文专著编写 1 部,Primary Liver Cancer (Springer 出版社,2012)。申请国家发明专利 9 项,获专利授权 6 项。主持国家科技重大专项子课题 1 项,国家自然科学基金面上项目 3 项,作为学术骨干参与了国家高技术研究发展计划("863"计划),国家自然基金委重大研究计划等项目。担任中国生理学会基质生物专业委员会副主任委员。2013 年受邀共同组织了第九届泛太平洋地区结缔组织国际会议,并担任主席之一。2017 年 11 月受美国胰腺联盟(American Pancreatic Association)邀请,参加第 48 届美国胰腺大会并作会议报告。

心脏再同步疗法治疗慢性心力衰竭的应用与推广

主要完成人 宿燕岗 汪菁峰 秦胜梅 柏 瑾 葛均波 王 蔚 陈学颖
完成单位 复旦大学附属中山医院

内容简介:

心力衰竭是各种心脏疾病发展的终末阶段,5 年病死率高达 50％,左右心室收缩不同步加剧了心力衰竭的恶化。心脏再同步疗法(CRT)通过纠正左右心室间失同步,改善心功能,总有效率 60％～70％。项目组历时 10 余年,大力开展 CRT 诊疗技术,从加强术前评估、优化手术流程、加强术后管理等方面开展系统研究,填补了国内 CRT 应用研究领域的空白,达国际先进水平。主要创新点如下。

1. 国际上,首次明确了多个预测 CRT 疗效的重要因子(包括侧壁导联锯齿状 QRS 波、TpTe/QTc、肺动脉收缩压等),并应用于术前评估与筛查,有助于更精准地筛选 CRT 获益人群,成为行业标准。良好的疗法性价比使本中心 CRT 总有效率高达 76％左右,其中超反应者达 20％,高于业内平均水平。

2. 首创多种新术式:包括经房间隔穿刺建立动静脉轨道行左心室心内膜起搏、左室双部位起搏、双心室多位点起搏等,使 LVEF 提高 10％～15％,为 CRT 植入失败或无反应者开辟新的治疗途径。国际上率先提出术中优化左/右心室电极植入部位,使其间距最大化,可提高 CRT 疗效 8.2％。

3. 制定 CRT 术后标准化管理流程:包括应用改良后的 Ammann 方法准确迅速判断左室夺获与否,确保了高比例双心室起搏;证实 QuickOpt 一键优化起搏间期的有效性,大大节省 CRT 术后优化时间和技术成本;强调 CRT 超反应者仍应接受长期双心室起搏,技术要点纳入《国内专家共识》。

4. 确立了犬心力衰竭模型的标准构建方式,国际上率先发现 CRT 可抑制心肌纤维化、调控线粒体基质钙稳态等分子机制。

项目组现已累计植入 CRT 650 余例,位居全国第二。获得国家专利 1 项,国家自然科学基金 1 项,出版中文专著 6 部,发表论文 60 余篇,其中 SCI 13 篇(总影响因子 35.72 分);参与制定中国《心脏再同步治疗慢性心力衰竭的建议》等专家共识 5 部。举办全国性 CRT 植入培训班 30 余次,培训学员 400 余名,成果多次在国内外学术大会上交流,推广应用至全国 70 余家医院,每年有数百例患者从中获益,被中华医学会心电生理起搏分会评定为"CRT 植入培训中心"及"亚太地区心脏植入性器械培训中心"。

腰椎退变性疾病的系列基础
研究和临床技术应用推广

主要完成人 赵　杰　程晓非　张　凯　赵长清　谢幼专　田海军　吴爱悯
完成单位 上海交通大学医学院附属第九人民医院

内容简介:

　　本项目通过分子生物学手段,发现在反复应力作用下,纤维环细胞的 ERK1/2 磷酸化水平下降,β_1 整合素水平下降,从而激活纤维环细胞凋亡,揭示了椎间盘退变发生发展的分子机制。本项目研究发现 LPA 和 $LPAR1$ 表达升高是黄韧带肥厚和纤维化的主要原因,抑制 LPA 表达具有减轻黄韧带肥厚和减缓纤维化的潜在作用,揭示了腰椎管狭窄症发生发展的分子机制。

　　本项目通过相关解剖和临床研究,对采用单侧入路双侧减压方案治疗腰椎退行性疾病的可行性和有效性进行了探索,结果显示相比于传统术式,该术式具有术中损伤小、出血少和术后恢复快、疼痛率低的优势。根据国人的解剖学特点,设计了具有自主知识产权的斜向植入新型"Z"型椎间融合器,研究证实其可良好地适应中国人的腰椎椎间隙解剖特点,并具有术后融合率高、植骨量大、操作简单、沉降等并发症少等特点。该融合器已实现了科研成果转化和批量生产,产生了良好的经济效益和社会效益。

　　通过体外生物力学研究,证实前方椎间高度恢复对腰椎总体稳定性的重要性,并且通过全身影像学研究,阐明了腰椎前方椎间隙高度,腰椎前凸角和骨盆、膝关节等一系列人体整体力学平衡的相互作用,为腰椎手术术前评估和手术方案的制订提供了指导。本项目提出在单枚斜向融合器的基础上辅以单侧椎弓根螺钉内固定的手术方案,证实了单侧固定腰椎融合术对腰椎退变性疾病治疗的可靠性与有效性,同时该技术使得椎弓根螺钉内植物的费用下降了一半,显著减轻了患者和全社会的医疗负担。

　　本项目研究成果发表论文 61 篇,其中 SCI 收录论文 46 篇(包括代表性 SCI 收录文章 20 篇)

和 3 项专利,项目中所涉及技术内容的推广和应用,写入申请人主编的 3 部专著和参编的 2 部专著。自 2011 年以来,第一单位举办腰椎生物力学与手术技术培训班 7 次,并和复旦大学附属中山医院合作举办论坛学术周 2 次,参会人员达数万人,使本项目研究成果在全国各地 10 余家单位得到了推广应用。

疑难、复杂先天性心脏病的介入治疗新技术和临床应用

主要完成人　赵仙先　李　攀　许旭东　秦永文　陈　峰　白　元　刘夙璇
完 成 单 位　上海长海医院

内容简介：

复杂先天性心脏病(complex congenital heart disease，CCHD)因心脏结构严重异常，如不及时治疗预后很差。外科手术是 CCHD 的主要治疗方法，但是存在创伤大、并发症多、恢复慢等缺点。随着介入诊疗技术的提高和封堵器材的发展，先天性心脏病介入治疗在临床应用广泛。但是，CCHD 由于解剖复杂、多样，介入治疗难度大，成功率低等问题一直是介入治疗的难点。近 10 年来，本心血管中心在前期封堵器研究的基础上继续开拓创新，不断进行先天性心脏病介入技术创新和封堵器材改进，进一步探索介入技术在 CCHD 中的临床应用有效性和安全性。项目的创新点有以下几点。

1. 将改良导丝保留技术成功应用于 CCHD 的介入手术中，该新技术不仅缩短了手术时间，又提高了 CCHD 介入手术的成功率和安全性；采用皮下"8"字缝合技术进行股静脉止血，该技术可以安全、有效地达到对穿刺点即刻止血的效果，减少卧床时间；首创经桡动脉联合股静脉入路行室间隔缺损和急性心肌梗死后室间隔穿孔封堵术，相比传统股动脉入路可明显缩短患者卧床时间，减少股动脉穿刺引起的血管并发症，降低住院费用，减轻患者痛苦，且不增加操作难度。

2. 国际上首次提出瓦氏窦瘤破裂(rupture sinus of valsalva aneurysm，RSVA)的介入新分类，这种新的分类方法有助于介入医师了解 RSVA 的血管造影形态，为临床选择适合的封堵器进行介入治疗提供重要依据。本项目组进一步探讨 RSVA 介入治疗适应证，将国产封堵器应用于 RSVA 的治疗中，显著提高手术成功率，拓宽了介入治疗指征。以上研究结果得到了国内外同行的认可，其中一篇短篇报道于 2013 年发表于影响因子 15.2 分的 *Circulation* 杂志。

3. 冠状动脉瘘(coronary artery fistula，CAF)的介入治疗主要适用于单发开口、瘘管直径小、瘘口邻近无重要冠状动脉分支者。但是，对于中大型、血管扭曲等一些特殊类型的 CAF,应用弹簧圈介入封堵后再通率高。本项目组国际上首次成功应用弹簧圈联合 Onyx 胶的方法治疗复杂 CAF。该技术大大提高了 CAF 介入治疗的成功率、降低手术费用,为 CAF 患者提供了另一种治疗选择,在介入治疗领域具有开拓性意义。

项目完成单位是我国首批先天性心脏病介入诊疗技术培训基地,每年完成结构性心脏病介入治疗 300 余例,先天性心脏病介入技术达国际先进水平。本项目组研究成果获得了国内外同行的认可,在 *Circulation*、*Eurointervention*、*Int J Cardiol* 等心血管领域著名杂志发表 SCI 收录论文 24 篇,总影响因子 77.19 分,最高影响因子 15.2 分,发表中文论著 23 篇;多次在东方心血管病学会议、长城国际心血管病学会议、CIT 介入大会等进行学术交流;主编、参编专著 4 部;申请实用新型专利 2 项,发明专利 1 项;培养博士研究生 13 人,硕士研究生 16 人;近 5 年,本项目组成功举办了 5 次全国会议暨国家级医学继续教育项目,多次在国际国内会议上进行手术演示,相关技术在全国数家医院推广应用。本项目总结形成了一系列疑难、复杂 CHD 介入治疗的新技术和新理论,扩大了先天性心脏病介入治疗的适应证,促进了我国先天性心脏病介入技术的发展。

支气管哮喘的免疫发病机制研究及其规范化管理

主要完成人 时国朝 汤 葳 万欢英 周 敏 李 斌 戴然然 倪颖梦
完 成 单 位 上海交通大学医学院附属瑞金医院、上海市免疫学研究所

【内容简介】

支气管哮喘(简称哮喘)是一种常见慢性气道炎症性疾病,病程长,患病率高,其患病率在不同国家各异,为1%～18%。全球范围内,哮喘的总患病人数据估计在3亿以上;中国罹患哮喘的总人口数达到了3 000万。全球哮喘患者病情达到全球哮喘防治倡议(global initiative for asthma,GINA)哮喘控制目标的情况并不理想,加拿大哮喘控制率为47%,美国为45%,多中心研究显示我国仅28.7%哮喘患者达到哮喘控制。哮喘反复发作,严重影响患者工作能力,并为家庭和社会造成沉重经济负担。哮喘作为一种异质性疾病,其发病机制目前尚未完全阐明。我们除了在临床工作中推进哮喘规范化诊疗外,同时需进行关于哮喘发病机制的实验研究,才能进一步指导我们哮喘的临床规范化诊疗。本项目将哮喘的基础研究和临床实践紧密结合,聚焦哮喘的免疫发病机制和临床免疫治疗,基础研究指导临床实践,临床实践为基础研究提供科学问题,在哮喘的基础研究及临床规范化管理方面均取得显著成就。项目的创新点有以下几点。

1. 首次发现中重度哮喘患者同时存在辅助T细胞1(T helper 1,Th1)/Th2和Th17/调节性T细胞(regulatory T cell,Treg)失衡,并对哮喘患者Th17/Treg失衡机制进行了相关研究。

2. 针对在哮喘免疫发病机制起关键作用的几个分子的表观遗传学调控,特别是泛素化/去泛素化调控进行了初步研究,首次发现去泛素化酶通过稳定GATA-3,T-bet,白细胞介素33(interleukin 33,IL-33)和组蛋白去乙酰化酶2(histone deacetylase 2,HDAC2),可以影响Th17/Treg平衡和激素敏感性。

3. 我们首次发现除坏死或损伤细胞外,正常细胞也能可控地分泌IL-33,从而控制哮

喘发病。

4. 我们首次报道了从藤黄果中分离出的新型天然化合物 N7 具有抗炎和抗过敏作用，揭示了 N7 的抗过敏功能，从而表明该化合物可用作预防肥大细胞相关的即时和延迟过敏性疾病的新药。

5. 建立了瑞金医院规范化哮喘特色专病门诊，开展哮喘的个体化规范化防治；在上海市率先开展全系列无创气道炎症评估，过敏原检测和特异性免疫治疗，支气管热成形术治疗难治性哮喘；国内首先开展抗免疫球蛋白 E(immunoglobin E，IgE)单抗治疗哮喘患者。

6. 参与钟南山教授领衔的中国地区重症哮喘表型研究，入组患者例数名列前茅，对不同的表型开展精准靶向治疗。

项目完成单位呼吸专科在全国名列前茅，参与了 20 余项哮喘流行病学调查和药物临床试验，为哮喘规范化治疗提供宝贵经验；项目完成人参与制定了 10 余项哮喘相关指南或共识；发表论文 100 余篇于本学科权威杂志(包括 *Nature Communications*、*Journal of Allergy and Clinical Immunology* 等)，培养研究生 30 余名；参与编纂论著 10 余部；定期举办慢性气道疾病义诊、上海交通大学慢性气道疾病诊治中心学术交流活动和慢性气道疾病论坛；组织了国家级继续教育培训班呼吸危重症监护学习班及睡眠呼吸障碍多系统损伤新进展学习班，培养专科医师和进修医师千余人；成果应用于上海交通大学附属同仁医院、上海市浦东新区浦南医院等多家单位，受益者逾万。

直肠癌外科治疗全程管理模式的优化与推广

主要完成人 李心翔 蔡三军 马延磊 李清国 梁 磊 朱 骥 施德兵
完 成 单 位 复旦大学附属肿瘤医院

内容简介:

直肠癌目前仍是我国发病率和致死率较高的恶性肿瘤之一。随着外科治疗理念和技术的不断发展,直肠癌患者已取得较好的治疗效果,但目前在直肠癌外科治疗全程管理过程中,仍存在一些我们亟需解决的难点和疑点。随着精准医学的提出,如何识别直肠癌高危患者,如何对同一分期直肠癌患者实行个体化治疗,如何早期预测术后复发转移风险是目前直肠癌外科治疗特别关注的热点和难点,也是本项目推广之初亟待尝试解决的问题之一。而随着腹腔镜直肠癌手术应用越来越广泛,腹腔镜直肠癌手术的安全性和有效性一直是当前探索的热点。比如在行 TME 术,传统的腹腔镜下经典中间入路是以先平面后血管,与传统肿瘤外科学理念不符合,增加了癌细胞血行转移的风险,为患者的长期生存带来隐患。而对于中低位直肠癌,由于传统双吻合技术不可避免地造成吻合口两端成角,从而增加了吻合口漏的风险。因此,如何能够在实现彻底的淋巴结清扫和肿瘤根治基础上,提高腹腔镜手术安全性、规范性和实现更好的功能保护则是本项目推广之初亟需探讨的另一问题。

本项目通过基于基因分型和临床特征,建立了直肠癌外科治疗精准医学模式。从手术入路、淋巴结清扫和消化道重建 3 个方面进一步优化了手术方式,最终减少了患者术后并发症,提高了术后生活质量,加速了术后康复,改善了患者预后,取得了较好的临床应用效果。

本项目的创新点:①建立了直肠癌早期诊断预测模型:首次发现血清外泌体 lncRNA CRNDE - p 和 microRNA - 217 在直肠癌诊断中具有较高诊断效能;②建立了基于临床特征,肠道微生态,表观遗传,肿瘤代谢等多个角度的术后生存预测及疗效预测模型;③基于新辅助治疗前 DCE - MRI 的灌注参数 Ktrans,建立了新辅助放化疗病理完全缓解(pCR)预测模型;④优化了直肠癌放化疗模式:基于基因分型,探讨伊利替康联合卡培他滨在进展期直肠癌新辅助放化疗的可行性;优化了 pT1 - 2 直肠癌患者术后辅助放化疗模式;⑤优化了腹腔镜直肠癌手术方式：国际上首次创新性的提出了"以血管为中心入路的 TME"手术入路方式，并创新性地提出"肠系膜下动脉类三角区域淋巴结"的概念；⑥优化中低位直肠癌吻合方式：首创腹腔镜下中低位直肠癌经肛拖出无成角双吻合技术。

该项目自实施以来进一步优化直肠癌外科治疗的全程管理模式。通过教育培训、全国巡讲等方式，该研究成果已在全国多家医院推广应用，既包括北京协和医院、江苏省人民医院、中国医科大学附属盛京医院等大型知名三甲医院，也包括上海同仁医院等地方中心医院。改变了以前按照临床分期制订患者的治疗策略和随访方案的传统医学模式，推动了精准理念在直肠癌外科治疗中的应用，减少了患者术后并发症，提高了术后生活质量，加速了术后康复，并改善了患者预后，取得了良好的经济效益与社会效益。

在此期间共发表学术论文 15 篇，其中最高影响因子为 20.77 分，研究成果分别发表在 *Gastroenterology*（2017 影响因子 20.77 分）、*Clinical Cancer Research*（2017，影响因子 10.20 分）等国内外权威杂志上。连续主办了三届腔镜外科学组年会，多次应邀参加国际国内学术会议并作专题报告。相关手术视频作为中华医学会 2015 年度百人百部外科录像展播，并获得中华医学会中华外科青年学者一等奖等多项荣誉称号。主编或参编多部结直肠癌外科治疗专著。在此期间共获得国家专利一项（ZL 2015 2 0299696.2），国家自然科学基金 4 项，上海市科委资助项目 1 项。

灾难应急救援体系规划和建立

主要完成人 刘中民 孙贵新 徐增光 陈鹤扬 邵 钦 季晟超 查 韵
完 成 单 位 上海市东方医院

内容简介：

项目主要完成人参加汶川地震医学救援时亲身经历我国灾难医学救援与国际的差距巨大，继而从发展我国灾难医学的重要性和紧迫性出发，创新性提出适合国情的灾难医学系统理论：始于灾前的灾难医学教育、防灾知识普及和专业救援队伍建设；重于灾中的现场救治、分级转运；延于灾后的防病防疫、心理疏导。并逐步付诸实践，填补了专业队国际论证等多项国内空白。

1. 灾难应急体系的建立：上海市东方医院率先在同济大学创建了第一个急诊与灾难医学系。2011年，中华医学会灾难医学分会正式成立。2015年9月，代表中国与俄罗斯卫生应急专业救援队伍开展联合演练。2016年5月中国国际应急医疗队（上海）正式成为第一支通过世界卫生组织首批认证的国际应急医疗队。中华医学会灾难医学分会2018年学术年会成立了由全国卫生系统十家一级学会组成"中国灾难预防应急联盟"。

2. 率先成立灾难医学救援队：中国国际应急医疗队（上海）移动医院目前已获多项专利，可在短时间内迅速展开具备40张以上床位的移动医院，设置了2间手术室、手术储备室、门诊诊室、医技诊疗室、重症监护室、内外妇儿专科病房、心理咨询室、传染病隔离治疗区等20余间。物资储备仓库内储存常规手术器械、多套小手术包及清创包，可溯源全手术压力蒸汽灭菌器，可保证2周内每天至少7台大手术或15台小手术的器械供应；拥有专业救援车辆9部，包括手术车、轻重伤员转运车、通讯指挥车、大型物资转运及存储车、医技平台车、能源补给车、物资储备车、综合保障车等。

3. 灾难医学救援队的应用推广：中国国际应急医疗队（上海）主动承担"公共卫生特种兵"的社会责任，受国家卫计委通报表扬3次及上海市卫计委应急办的高度评价。参加过的救援任务有汶川地震、青海玉树地震、昆明火车站3.01暴力恐怖事件、乌鲁木齐市5.22严重暴力恐怖事件、昆山 8.02 特大爆炸事件、盐城 6.23 龙卷风。同时承担各类大型医疗保障工作,如亚洲太平洋经济合作组织会议、上合组织峰会、奥运会上海赛区、亚信峰会、国际经济合作论坛等以及各国政要来访的医疗保障工作。2010 年以来,救援队连续 8 年承担了上海国际马拉松赛终点站的医疗保障工作,保持"零死亡"的记录。

上述管理研究成果发表学术论文 17 篇,著书 1 套,形成 1 项实用新型专利,3 项专利已受理,受邀在全国学术会议做大会发言,接待国内 20 余家三级医院和高校院所来访学习交流,研究成果在上海市乃至全国得到较大范围推广应用。

肿瘤糖类标志物检测技术
的系统研发和临床应用

主要完成人 高春芳 房 萌 季 君 冯惠娟 衣常红 肖 潇 孙小娟
完 成 单 位 上海东方肝胆外科医院

内容简介：

糖基化是肿瘤发生、演进中的关键特征,是临床肿瘤早期发现和病程监测的重要依据,但受糖基化复杂多样性及其检测技术限制,肿瘤糖类标志物研发、应用严重滞后。本研究从糖组及异常糖基化特定糖蛋白两个视角,聚焦新型糖基化肿瘤标志物,采用最新临床适宜技术,从标志物发现、检测方法学建立、完善性能评估、临床多中心验证、关键糖基化相关分子调控机制等展开系列研究,历经 12 年努力,创新建立了具有自主知识产权并适宜临床应用的微量血清 N-糖组和血清特定糖型糖蛋白检测技术,并在包括肝癌在内的 10 种肿瘤中成功应用。

本项目的创新点:①改良建立的仅需 2 μL 血清的超敏荧光糖电泳技术用于外周血 N-糖组分析技术,具有简便超敏高通量等优点。并通过了基于临床应用的系统方法学评估,包括检测重复性、抗干扰能力、参考区间的建立等,为临床应用奠定了坚实基础,未见同类研究;②构建了包含肝癌、胆道肿瘤、胰腺癌、结直肠癌、胃癌等 10 种肿瘤的 N-糖数据库,填补了类似研究的空白,具有明确创新性;③基于多肿瘤 N-糖数据库建立了 10 余个诊断模型用于辅助临床多种肿瘤的诊断、疗效监测、复发生存等临床管理,目前未见相同研究报道;④构建了具有自主知识产权的两大类异常糖基化特定蛋白检测技术,并首次发现以核心岩藻糖基化 IgG 为代表的异常糖基化糖蛋白具有重要辅助临床肝癌诊断、疗效监测、预后判断价值等价值;⑤完成临床万余例核心岩藻糖基化甲胎蛋白(AFP-L3)的临床应用评价,并联合临床肝胆外科等多个学科发起建立了多学科甲胎蛋白异质体临床应用专家共识,国内外均未见有相同共识,为临床合理规范有效地运用异常糖基化甲胎蛋白辅助肝癌诊断、鉴别诊断、疗效预后判断提供了重要依据;建立了覆盖全国 15 个省市的多学科分子诊断合作平台

(www. multico. com. cn)用于标志物的多中心验证,实现了多中心临床研究的组织创新。

项目完成单位上海东方肝胆外科医院是一所三级甲等以肝胆外科为主的大专科小综合型科研型医院,具备强大的医、教、研综合实力。在肝胆疾病的诊断、个体化治疗等方面取得了丰硕的成果,肝癌基础研究和临床治疗水平居国内领先、国际先进;第一完成人是上海领军人才、上海市优秀学科带头人、全国三八红旗手、上海市三八红旗手标兵。牵头成立上海市医学会分子诊断专科分会,并任首届主任委员。主持国家自然科学基金项目 9 项、上海市科委重点项目 5 项,科技部中比国际项目 1 项,国家"十二五""十三五"重大专项子课题 2 项,上海市卫健委协同创新集群 1 项。发表论文 100 余篇,其中第一或通讯作者 SCI 收录 56 篇,总影响因子超过 160 分。获国家发明专利授权 5 项。

本研究中发现的糖类标志物及其检测技术已经在本市以及全国多中心合作平台中的北京、福建、山东等 9 个省市的 15 家医院近 3 000 例研究对象中得到推广应用。本项目共获 7 项国家自然科学基金、1 项国际合作、2 项上海市重点项目资助;获国家发明专利授权 3 项;发表代表性论文 20 篇,其中 SCI 收录论文 19 篇(影响因子总计 79. 12 分);形成专家共识一个;主办"糖生物学标志物临床应用高峰论坛"等国际/全国会议 3 次;培养博士、硕士研究生共 12 名。本项目发现的具有自主知识产权的糖类标志物及其检测方法为辅助临床多种肿瘤的精准管理提供了重要手段。

子宫内膜异位症与 PAEs 的相关性
及其微无创手术的研究

主要完成人　孙　静　厉曙光　赵　栋　韩凌斐　朱一萍　葛蓓蕾　张彦丽
完 成 单 位　同济大学附属第一妇婴保健院、复旦大学

内容简介：

　　子宫内膜异位症是妇科最常见疾病之一,持续加重的盆腔粘连、疼痛、不孕,是其主要的临床表现,内异症具有类似恶性肿瘤的特点,如种植、侵袭及远处转移等,近年来发病率呈明显上升趋势。子宫内膜异位症发病机制以经血逆流种植为主导理论,其预防、治疗一直是妇科领域的难点和热点。

　　酞酸酯类化合物被广泛地应用于生活中的各个领域。2011年5月23日,中国台湾地区爆发了因违法添加"塑化剂"污染饮料的食品安全事件,由此,"塑化剂"——即酞酸酯类化合物引起了全世界的高度关注。酞酸酯类化合物可模仿天然激素的作用,通过影响正常的信号转导系统,阻断以及调节天然激素的合成、释放、运输和代谢等,从而对人类健康造成危害。我国酞酸酯类化合物的暴露人群数众多,子宫内膜异位症患者也是逐年上升,两者究竟是否存在相关性? 我国至今尚未见酞酸酯类化合物与子宫内膜异位症的相关性研究。本项目研究酞酸酯类化合物通过食品途径对育龄女性人群的暴露水平及其对子宫内膜异位症的影响和相关性,同时探讨该类化学物对我国女性育龄人群子宫内膜异位症的影响,弥补我国在这方面的空白,其结果将为该病的预防、病因确定、诊断、治疗并建立酞酸酯化学物对子宫内膜异位症的危险度评价以及对该高危人群采取必要的保护措施提供科学依据。

　　腹腔镜手术是子宫内膜异位症手术的首选术式。经脐单孔腹腔镜手术和经阴道腹腔镜手术分别将切口隐藏在脐部和阴道,均因切口微无创、疼痛轻、恢复迅速而倍受欢迎。手术因"筷子效应"及同轴操作而难度高,开展者甚少。本项目创新了手术方式、降低了手术难度、使新术式在内异症治疗中得以开展和推广。本项目创新点如下。

　　1. **研究项目创新**:是预防医学与临床医学的结合,项目来源于国家自然科学基金和上

海市卫生局课题,涵盖子宫内膜异位症的预防和治疗,研究聚焦了妇科的难点、热点。

2. 研究内容创新:创新提出对我国女性育龄人群进行血清、病理组织中酞酸酯类化合物的含量以及尿中酞酸酯类化合物代谢产物水平的研究;首次建立对病理组织中酞酸酯类化合物含量的检测方法;率先进行酞酸酯类化合物与子宫内膜异位症等妇科疾病的相关性研究,填补国内空白。为降低子宫内膜异位症手术发病率提供临床参考。

3. 手术术式创新:创新地开展子宫内膜异位症的新术式,无瘢痕经脐单孔腹腔镜手术和经阴道腹腔镜手术,是微创手术的一项革命性的进步,项目所开展的微无创手术必将成为将来的微创发展趋势。全国最早开展经阴道腹腔镜下囊肿剥除术,并发表首篇论文,突破难点,无痕的子宫内膜异位症宫腹腔镜联合国际未见报道。

本项目由同济大学附属第一妇婴保健院和复旦大学公共卫生学院合作组成科研团队,第一完成人以第一作者或通讯作者共发表 SCI 收录论文 17 篇、核心期刊论文 23 篇,项目组开展科普活动,参与各类媒体活动 20 余次,累积科普讲座的直接听众 10 万左右,率先在上海地区举办单孔腹腔镜大会 3 期,并在全国多场学术会议推广,受益数千人。举办单孔腹腔镜和经阴道腹腔镜模拟训练营共 6 期,惠及医院 100 余家,医生近 500 名。

蟾毒灵及其纳米制剂抗肿瘤机制研究

主要完成人 殷佩浩 徐 可 邱艳艳 段友容 袁泽婷

完 成 单 位 上海市普陀区中心医院、上海市肿瘤研究所

内容简介:

恶性肿瘤的发病呈逐年上升趋势,中医药治疗具有一定的优势,成为近年来中医药现代化研究的热点。中药蟾酥具有显著的抗肿瘤作用,但其抗肿瘤的作用及机制尚不明确。本项目通过体内外研究发现:①蟾毒灵可以逆转结肠癌的耐药;②蟾毒灵诱导肿瘤细胞凋亡、抑制肿瘤转移;③蟾毒灵通过调控 microRNA 的表达,影响肿瘤的发生发展;④载蟾毒灵纳米粒抑制肿瘤的发生发展。

本项目的创新点:①运用"以毒攻毒"理论,挖掘中国学医学宝库,并通过现代分子生物学、实验动物学等手段探讨蟾毒灵在体内外研究中的抗肿瘤作用,从不同角度阐明其抗肿瘤的机制;②运用 microRNA 研究体系研究蟾毒灵治疗肿瘤的作用机制;③运用药物研究的"靶向控释系统"构建载蟾毒灵多级靶向纳米粒,并阐明其释放规律、体内外药物靶向分布、对肿瘤细胞的生长抑制和裸鼠肿瘤的治疗作用,为临床防治肿瘤提供了实验研究基础和科学依据。

该项目的研究思路和方法已在本院临床研究和基础研究中推广应用,培养硕士研究生13名,其中9名已毕业。主办中西医结合思维在肿瘤防治研究中的应用系列国家级及上海市继续教育学习班8次,向国内同道进行推广。已发表课题相关论文26篇,其中 SCI 期刊收录16篇,并申请国家发明专利3项,课题组蟾毒灵抗肿瘤研究已获得5项国家自然科学基金资助,取得了显著的社会效益和经济效益。

多模态影像学新技术对骨关节退行性疾病早期诊断的创新应用

主要完成人 汤光宇 诸静其 盛 辉 张 琳 邵泓达
完成单位 上海市第十人民医院

内容简介:

骨质疏松症(osteoporosis，OP)和骨关节炎(osteoarthritis，OA)是临床上最常见的骨关节退行性疾病。目前，双能X线吸收测量仪(dual-energy X-ray absorptiometry，DXA)预测OP脆性骨折存在局限性，常规影像学技术不能清晰地显示软骨、量化软骨成分，临床或常规影像学诊断OP或OA均属晚期。项目组历经14年努力，在国内率先采用多种影像学新技术，进行了深入的基础与临床研究，对OP和OA早期诊断提出了创新性的理论及解决方案。项目的创新点有以下几点。

1. 采用质子磁共振波谱(proton magnetic resonance spectroscopy，^{1}H-MRS)、显微计算机断层(micro computed tomography，Micro-CT)、定量计算机断层(quantitative computed tomography，QCT)观察OP时序变化，发现骨髓脂肪含量增高早于骨量降低、骨微结构的退变，并经病理证实，有助于早期诊断OP。催产素干预、降低骨髓脂肪含量能改善OP骨质量，为OP治疗提供新的靶点。

2. 利用定量动态增强磁共振成像(dynamic contrast-enhanced magnetic resonance imaging，DCE-MRI)技术验证了骨髓血流灌注降低是OP的发病机制之一，其变化早于骨髓脂肪堆积和骨量降低，有助于更早期反映OP病理生理变化过程，定量DCE-MRI能在体反映OP骨髓血流灌注，优于半定量技术。

3. 建立OP综合影像学评估框架，即DXA和QCT评估骨量和体脂分布，^{1}H-MRS和定量DCE-MRI了解骨髓脂肪含量和骨髓血流灌注，多模态影像技术较单纯DXA能更早期诊断OP，全面评估骨髓微环境。

4. 磁共振超短回波时间序列(ultrashort echo time，UTE)T2*mapping成像可以清

晰地显示关节软骨各层及软骨下骨的结构,双成分分析能量化软骨的生化成分,且不受"魔角效应"影响,有望超早期诊断 OA。

项目组是国内为数不多的从事 OP 影像学研究单位之一。发表相关论文 28 篇(SCI 收录论文 20 篇),其中,一篇在影像学顶级杂志 *Radiology* 发表,二篇在骨关节炎研究的权威杂志 *Osteoarthritis Cartilage* 发表。获得 13 项课题资助(国家自然科学基金 5 项),申请专利 2 项,累计培养博士生 7 名,硕士生 10 余名。主办国家级继续教育学习班 8 届,培训学员 1 500 余人次,研究成果在国内外学术会议交流 16 次,在全国 11 家医院得到推广应用,采用多模态影像学技术提高了早期诊断 OP 和 OA 的能力,较单一常规技术能全面反映骨关节退行性疾病的病理生理过程,对临床工作有切实的指导意义。经科技查新和同行专家鉴定,该项目整体达到国内领先、国际先进水平。

儿童恶性实体肿瘤个体化治疗新技术应用研究

主要完成人 吴晔明 袁晓军 蒋马伟 吕 凡 武志祥
完 成 单 位 上海交通大学医学院附属新华医院

内容简介:

随着我国人民生活水平日益提高,医疗事业飞速发展,预防接种普遍开展,儿童恶性肿瘤已成为儿童死亡的第二位主要病因。儿童肿瘤谱和生物学特点,治疗方案的选择和预后结果,均与成人迥然不同。为提高儿童肿瘤诊治效果,减轻恶性肿瘤对中国千万独生子女家庭的影响,项目组着力于规范儿童中晚期肿瘤的个体化治疗,加快临床新技术在儿童肿瘤治疗领域的普及应用速度。项目组整合新华医院儿童肿瘤相关科室,成功建立起多学科合作诊疗模式(multiple disciplinary team, MDT)。各个专业科室实现诊疗信息实时共享,诊疗流程衔接无停顿。历经多年努力,项目的具体创新点有以下几点。

1. 成功建立起国内最成功的儿童肿瘤 MDT:整合新华医院儿童肿瘤相关科室,成立儿童肿瘤 MDT,儿童肿瘤治疗形成了合力,实现诊治信息的共享和治疗方法的无缝衔接,极大地简化了儿童肿瘤患儿的就诊流程,提高了治疗效果和满意度,取得良好的医疗和社会效益。该模式在全国会议中多次宣讲推广。

2. 建立并完善了包括数百例儿童神经母细胞瘤、儿童肾母细胞瘤、儿童肝母细胞瘤的信息完备的临床资料数据库和标本库,为儿童肿瘤规范化治疗积累了资料;项目组参与制定了国内首个《儿童神经母细胞瘤专家共识》,并发表于《中华小儿外科杂志》;项目组作为牵头单位,修订了《肝母细胞瘤诊疗规范》,这是国内唯一的肝母细胞瘤诊疗规范。这些工作为我国儿童实体恶性肿瘤的规范化治疗提供了依据。

3. 规范了放疗在儿童实体肿瘤中的应用。儿童肿瘤放疗的应用一直存在误解和误区。项目组认为综合考虑和权衡疾病的适应证和治疗能带来的益处与潜在的不良反应才能够合理的使用放疗。经过 3 年的发展,新华医院放疗科已成为全国接诊儿童肿瘤最多的放疗中心,年收治恶性肿瘤患儿达到数百例,收集了大量儿童肿瘤放疗资料,为制定儿童放疗规范积累了数据。

4. 进行了国内首次儿童肿瘤药物相关性分子靶向测定,并根据检测结果调整化疗药物选择,引入了一些目前仅在成人中运用的或新合成的药物,如替莫唑胺、培美曲塞和吉西他滨,为难治性、中晚期肿瘤患儿的个体化治疗提供了新的手段,积累了经验。

项目完成单位是我国儿童疾病诊疗基地之一,应用成果完成儿童肿瘤治疗每年1 300余例;第一完成人是中华小儿外科分会委员,肛肠学组副组长,上海医学会小儿外科分会主任委员、中国医师协会小儿外科分会常委、中国抗癌协会小儿外科分会副主任委员,上海医学会理事。《中华小儿外科杂志》《中华胃肠外科杂志》《临床小儿外科杂志》《中国微创外科杂志》等杂志编委。主持包括国家自然基金在内各级各类科研项目十余项,发表医学论文169篇,其中SCI收录论文42篇,主编主译专著4部,副主编1部,参编14部。曾获上海医学奖、宋庆龄儿科医学奖等各类奖项。获专利12项;形成2个专家共识及指南,国际应邀学术报告4次。

儿童发育性协调障碍早期
评估和筛查诊断模式研究

主要完成人　花　静　朱丽萍　戴霄天　古桂雄　金　华
完 成 单 位　同济大学附属第一妇婴保健院、上海市妇幼保健中心、苏州大学附属
　　　　　　　儿童医院

内容简介：

　　儿童发育性运动协调障碍（developmental coordination disorder，DCD）是与注意力缺陷多动障碍，孤独谱系障碍和学习障碍等高度共患（50%）的神经行为疾病。其基本特点为患儿可出现发育进程（如走路、握物、反应能力）的延迟，至学龄前期表现为动作"笨拙"、注意力不集中等典型症状，可影响学业和日常生活能力。约50%患儿症状持续到成年，可继发抑郁、焦虑等心理疾患以及社会适应能力不良，对个人、家庭和社会均造成严重危害。该疾病症状表现轻微易被忽视，且病因复杂，因此虽有报道称我国患病率已高达20%以上，但国内相关诊疗体系尚属起步。项目组从2005年始开展系列研究，从机制研究（前期）到危险因素、筛查诊断工具的探讨，直至涵盖早期预警机制的防治体系的建立，历经十余年的努力，累累"足迹"获得2014年法国召开的世界DCD大会专家的认可。

　　本项目的创新点：①开展科学研究，发现DCD生命早期危险因素和早期（非核心）症状对DCD发生发展的影响，制定以该"证据"为基础的早期预防和预防策略，构建家院联合DCD早期预警平台；②引进DCD筛查诊断工具，并建立全国常模标准。构建符合当前儿科医疗资料紧缺情况下的DCD"二步确定法"，并将早期评估和筛查诊断模式整合入三级妇幼保健网络；③建立长效机制，充分考虑基层推广的"可及性"，开发就诊前填写的微信问卷系统及医务人员使用的测试平台，提高DCD诊疗系统在基层使用的可持续性；④制定《DCD中国儿童筛查评估使用指南》（见《儿童发育行为心理评定量表》《儿童动作协调评估成套工具-第二版》）；⑤形成中国DCD儿童"三级"预防模式，建立中国DCD防治医联体和多中心联动的培训示范基地，以及覆盖全国的早期预警预防网络，完善了发育行为学科体系建设。

项目组引进国际先进的系列评估技术,并进行中国儿童的应用性(信效度)评价和制定全国常模标准,形成适合国情的主客观工具相结合的"二步确定法"。根据婴幼儿神经系统发育特点,开展生命早期危险因素、早期暴露环境和功能的预警评估,通过实现 DCD 的早期预防和干预,达到确诊后再康复所无法企及的效果。再将上述成果集合,以基层可及性"最大化"为原则,建设微信和网络平台及医联培训机制,形成适合于妇幼保健三级网络和中国儿童体质特征的 DCD 早期评估和筛查诊断模式。引进研发诊断工具 1 套,筛查工具 1 套;建立疾病早期评估模式;发表论文 38 篇,SCI/SSCI 收录 12 篇;孵化课题 10 项,其中国家自然科学基金面上项目 1 项;获江苏省妇幼保健引进新技术一等奖。成果在全国的 22 家医疗机构应用,共 22.7 万名学龄前儿童获益,初筛疑似运动协调障碍儿童 25 610 例,确诊 DCD 儿童 15 890 例,开展早期预警评估 10.89 万例,且应用人数仍在不断增加。

复杂重度脊柱侧凸系列手术
操作改进及创新性应用研究

主要完成人 朱晓东 徐 炜 张 扬 李志鲲 杨长伟
完 成 单 位 上海市同仁医院、上海市第十人民医院、上海长海医院

内容简介:

脊柱侧凸是脊柱畸形的一种。侧凸角度大于 10° 称为脊柱侧凸,全球发病率接近 10%,并且有逐渐年轻化趋势,其中 0.2%~6% 需要手术阻止侧凸重度进展。近 20 年来,脊柱畸形的诊治研究获得了一系列革命性进展。新型矫形系统的出现及各种截骨矫形技术的成熟显著提高了脊柱畸形手术疗效。然而,随着以上各项技术的广泛开展,复杂脊柱畸形的临床诊断及手术治疗仍存在争议,项目组在长期临床实践过程中发现目前复杂脊柱畸形诊疗领域仍有很多未解的难题和研究的空白,复杂脊柱畸形常同时伴有侧凸、后凸、旋转等多种畸形,其手术矫正过程中常遇到困难。尤其是复杂脊柱畸形治疗策略及手术风险控制的处理极为棘手。本项目针对这些热点和难点问题,在基础研究和临床实践的基础上进行了一系列理论和技术的创新,项目的创新点有以下几点。

1. 建立一期后路选择性多节段 Ponte 截骨联合后路全椎弓根螺钉矫正僵硬性脊柱侧凸。复杂脊柱畸形的椎体僵硬、柔韧度差,导致术中矫形操作极为困难。为了能显著改善主弯柔韧性,项目组综合应用此技术,保证冠状面较满意的矫正率,术后平均矫正 67.1%,同时降低手术难度和并发症发生率,并且提供更多局部的自体骨植骨量,提高融合率。

2. 改良全椎弓根螺钉技术,首先提出"优化置钉"新理念并制定规范化置钉标准。目前,椎弓根螺钉植入以徒手置钉为"金标准",其存在损伤神经、血管的风险。传统全椎弓根螺钉虽然具有强大的矫形力,但置钉数量较多,增加了置钉意外的发生率。项目组采用自主设计的优化置钉策略,在取得与全节段椎弓根螺钉相同优良手术效果的同时,减少置钉数量,降低了置钉风险,减少手术时间,显著降低治疗平均费用约 43%。

3. 首次建立国人复杂脊柱侧凸畸形矢状面参数为制定手术策略和术后疗效评估。复

杂脊柱畸形矫形矢状面平衡常常被忽视,从而导致平背畸形、交界性后凸等并发症。项目组在一系列生物力学及临床研究基础上率先提出矢状位重建的手术策略,有效纠正了复杂脊柱畸形的矢状面平衡,矢状面畸形的发生率降低了 11.1%,交界性后凸的发生率降低了 6.1%。

4. 率先开展复杂脊柱畸形风险评估与控制研究。经过回顾性研究发现卵泡期是女性脊柱侧凸患者的最佳手术矫形时机,将此理论应用于临床,术中出血量显著减少 13.5%(减少约 400 ml)。复杂脊柱畸形术中矫形易导致脊髓、神经损伤,常用的传统脊髓监测方法存在诸多局限性,临床应用不便。项目组提出术中踝震挛试验结合气道黏膜刺激试验进行脊髓监测的方法,优于唤醒实验且节约手术时间,术中神经系统并发症降至 0.3%。

本项目是目前国内外复杂脊柱畸形外科治疗领域最为全面、系统的研究之一,已完成各类脊柱畸形三维矫形手术 2 000 例,病员来自全国 25 个省市自治区以及美国、加拿大、英国、挪威、新加坡、西班牙等 13 个国家,脊柱畸形手术量在国内名列前茅。复杂脊柱畸形围术期治疗的研究成果已向全国 15 个单位进行应用,均表示此项研究技术切实有效,安全性高,值得在临床上大力推广。

在国内外学术交流方面,以脊柱畸形外科治疗为专题,先后举办 4 届脊柱畸形国际大会。迄今,项目组成员已受邀至美国、英国、巴哈马等 20 余个国家就相关研究内容进行大会报告和学术演讲,其中朱晓东在 2007 年及 2011 年国际脊柱侧凸顶级专业会议"SRS 年会"进行大会报告。

本研究项目共形成主要论文 20 篇(SCI 收录论文 7 篇),其中 3 篇论文在脊柱外科最高权威杂志 *Spine* 及 *Eur Spine J* 发表,13 篇中文论文总被引用 157 次,20 篇论文总被引用 194 次;主编专著 3 部。形成专利技术 8 项(发明专利 3 项,实用新型 4 项,外观设计 1 项),获授权 4 项。

相关临床疑难案例和吸引的国外患者被中央电视台第一、二、十频道、香港凤凰卫视、东方电视台等二十余家境内外媒体宣传报道。将原本需要二期手术治疗的疾病进行一期治疗,获得了与二期手术相仿的手术效果,从而减轻了患者的痛苦,使患者的住院费用、术中出血量及住院时间显著减少,产生了极大的社会和经济效益。该项目的应用单位均表示此项研究技术切实有效,安全性高,值得在临床上大力推广,具有广阔的应用前景。

高危型 HPV 介导基质蛋白 CTHRC1 促进宫颈癌发生发展的基础与临床研究

主要完成人 张　蓉　任　渊　吴志勇　蒋鹏程　陆　欢
完成单位 上海市奉贤区中心医院、常州市妇幼保健院、复旦大学附属妇产科医院、常州市第二人民医院

内容简介：

　　宫颈疾病是妇科最常见疾病之一，包括宫颈的炎症性病变、宫颈上皮内瘤变(CIN)和宫颈癌。对于上海郊区这个具有独特人口学特质的地区，尚缺乏对高危型人乳头瘤病毒(HPV)感染情况及其危险因素的评估。宫颈癌微环境中受 HPV 影响的基质蛋白在宫颈癌发生中的作用尚不十分清楚。为此，本研究从临床筛查出发，本项目首先通过在全基因组范围内确定胶原三螺旋蛋白 1(CTHRC1)是受 E6/E7 影响的基质蛋白，再从微环境角度研究其对宫颈癌增殖、侵袭等功能的影响、作用机制及其临床应用价值，为宫颈癌的诊治提供新的治疗靶点和理论依据。

　　本项目的创新点：①首次通过流行病学调查研究报道了上海郊区高危型 HPV 以及 HPV 合并 BV 感染者的 HPV 型别分布特点及危险因素；②首次在全基因组范围内从微环境和生物信息学角度筛选确定胶原三螺旋蛋白 1(CTHRC1)是宫颈癌细胞中受 HPVE6/E7 影响的基质蛋白，使研究分子背景可靠，在领域选择和方法运用上都有创新性；③采用了先进技术从体内外等多个层面和层次对宫颈癌微环境中的侵袭转移机制进行全面研究分析，为科学命题提供了充分、合理及可靠的证明手段；④首次在国内开展多中心临床前研究以评估胶原三螺旋蛋白 1(CTHRC1)作为宫颈癌诊断和预后判断标志物的临床意义；⑤创造性地研发了胶原三螺旋蛋白 1(CTHRC1)的特异性和敏感性单克隆抗体进行体内外的临床前治疗研究。此创新性思路有望为切实提高进宫颈癌临床治疗效果、为科研成果走向临床奠定了基础；⑥本成果是临床与基础研究密切相结合的项目、先从临床筛查出发提出临床观点，继而从分子水平进行多方位深入的基础研究，再将研究结果应用于临床前治疗和作为生

物学标志物应用于临床诊断和预后评估。

项目完成单位是上海市卫健委医学重点专科,应用成果完成病例300余例;第一完成人是博士研究生导师,上海市医学会妇产科分会委员,本项目立足1项国家自然基金、2项市科委、1项市卫计委和区课题,发表SCI收录论文8篇,最高影响因子8.10分,最多被他引次数18次。此外,发表核心论文4篇、实用新型专利1项、获得奉贤区精神文明十佳好事。该成果近年来已经在部分三级甲等综合医院和三级甲等妇保院的宫颈疾病门诊、各妇科门诊及各社区广为推广应用。培养硕士10名、博士2名和宫颈科骨干5名。

骨质疏松症中西医结合社区干预及机制研究

主要完成人 梁兴伦 嵇承栋 潘 欣 朱敏洁 周文锐
完 成 单 位 上海市杨浦区中心医院

内容简介:

骨质疏松是一种进展性、长病程、世界性流行病,目前成为老年人最常见的 3 种疾病之一,探索中医综合治疗有着重要的意义。

本项目采用熟地黄、菟丝子、牛膝、龟板胶、鹿角胶、怀山药、淫羊藿和女贞子配伍的补肾方在改善骨微结构,有效缓解骨质疏松进展方面有较确切的疗效。本研究主要在以下 3 个方面取得研究创新与科技进步。

1. 临床研究:根据中医证候调查结果及现代中药研究结果,开发出了专利药方(授权公告号:CN102139007B,授权公告日:2014.06.18),制备方便患者服用的用于老年骨质疏松症的纯中药配方及其免煎颗粒剂,在杨浦区多家社区推广应用取得显著效果,减轻了骨痛,提高了骨密度,改善骨代谢指标,降低了骨折发生率。研究结论:骨质疏松症的发现、诊断、治疗应该以人为中心,以家庭为单位,以社区为范围,向对象人群提供可及性、连续性服务。

2. 基础研究:本项目在国家自然科学基金"补肾中药调节成骨细胞和软骨细胞功能的规律研究"(课题号:81173312)资助下,通过 4 个相关实验,系统地从分子水平、细胞水平和动物模型水平证实了补肾方干预后成骨细胞和软骨细胞中的特征性基因转录显著升高、骨质疏松动物模型骨微结构明显改善、周围微血管密度明显增加。同时,项目组建立起了一整套规范性的骨代谢基础研究实验流程。这项技术流程的特点是利用补肾方灌胃大鼠资源,实现批量化骨髓间充质干细胞培养,为推进干细胞批量定向分化高技术产业提供了一条经济、快速、高效的技术途径。

3. 理论研究:在对骨质疏松症患者长期治疗、随访过程中,概括出 6 个有关中老年骨质疏松症的防治原则:社区、早期、联合、全程、间歇、督导,有利于指导骨质疏松症的中西医结合治疗,相关成果发表在国内核心期刊上,使骨质疏松症的防治有了中国特色的理论指导,并使骨质疏松症的治疗关口前移(早期),重点下移(社区)。

本项目作为骨质疏松症防治有效方药,在上海市多家医院和社区卫生服务中心得到应用,如复旦大学附属华山医院和杨浦区大桥、定海、控江社区卫生服务中心以及杨浦区中心医院等,为改善患者骨密度及生活质量起到了显著的临床效果。发表论文10余篇,获得专利1项。

抗心律失常的创新性药物研究

主要完成人 郑宏超 朱 福 缪培智 周志文 曹 阳
完成单位 上海市徐汇区中心医院

内容简介:

心律失常是临床最常见的疾病之一,也是导致许多猝死的重要原因。心房颤动(简称房颤)系临床上较常见的心律失常,约占所有住院心律失常患者的1/3且发病率也在不断攀升。房颤不但患病率高,且严重危害人类健康,轻者影响工作和生活质量,重者可致死、致残,已成为本世纪的流行病。抗心律失常药在临床使用已近90年,并成为心律失常治疗的最基本、最常用和最主要的方法。目前,药物研究进展较快,药品门类较多,具有卓越业绩的新品甚少。

该项目针对心律失常的创新性药物,进行了实验和临床研究,关键技术与创新性成果:①首次比较小檗碱和胺碘酮治疗房颤的疗效,证实小檗碱治疗房颤有较显著的效果,疗效与血药浓度有相关,且不良反应轻微,口服治疗无致心律失常作用,这是大多数有负性肌力作用的抗心律失常药物所不具备的优势,值得在临床中广泛应用;②率先研究小檗碱对乙酰胆碱诱发的房颤的疗效,发现小檗碱有抑制乙酰胆碱介导的房颤发作的作用,其机制可能与延长有效不应期和动作电位时程有关;③开展创新性抗心律失常药物硫酸舒欣啶的研究,建立快速检测硫酸舒欣啶的LC-MS/MS法;④硫酸舒欣啶在动物体内的药代动力学、生物利用度及排泄特征。为临床应用奠定基础;⑤获得实用新型专利《制作中小型动物心脏电生理检查及心律失常模型的装置》(专利号:2016 20703527.5)。

项目完成单位是拥有上海首家智慧医疗服务平台的医疗机构;第一完成人是首届上海市"区域名医",上海医学会心血管病专科委员会委员;发表论文49篇,SCI收录29篇,总影响因子81.7分;出版专著2部;多次在国内学术会议上作大会报告,研究成果被多次引用;举办国家级学习班8期,近2000人学习交流,积极推动了房颤的早期诊断及治疗的水平,并被5家综合性医院及社区推广应用,受益患者逾1万,取得了显著的社会效益。

临床级 NK 细胞的大规模扩增、分子免疫调控及其传统中药干预

主要完成人 朱诗国 姚 超 李 雁 王莉新 龚陈媛
完 成 单 位 上海中医药大学、上海市中医医院

内容简介:

自然杀伤细胞(NK 细胞)是机体固有免疫和适应性免疫的重要桥梁,在机体抗感染性疾病和恶性肿瘤免疫监视过程中发挥重要作用。在人类,NK 细胞被定义为 $CD3^-$ $CD56^+/CD16^+$ 的大颗粒淋巴细胞,占外周血单核细胞的 $10\%\sim15\%$。大量研究表明,过继 NK 细胞治疗能产生明显的抗肿瘤效应,且不会产生移植物抗宿主疾病,是一种极具前途的恶性肿瘤治疗新方法。然而,NK 细胞治疗临床应用仍有许多困难,其主要障碍是:①NK 细胞数目较少,仅占外周血单核细胞的少部分,难以满足巨大的临床需要;②肿瘤细胞具有免疫逃逸特性,能够逃避 NK 细胞免疫监视。因此,要进行有效的 NK 细胞免疫治疗,首先必须在体外进行 NK 细胞的大规模扩增以满足临床需要,之后是提高 NK 细胞对肿瘤的识别与杀伤。本项目通过建立体外扩增技术大规模扩增临床级 NK 细胞,首先从数目上保证了 NK 细胞的临床供给。在此基础上,进一步阐明 NK 细胞活化的分子免疫调控机制及其传统中药干预,为提高 NK 细胞抗肿瘤效应提供理论基础和潜在中药有效成分。

本项目的创新点:①建立了具有自主知识产权的人类 NK 细胞大规模扩增技术。本项目通过体外扩增技术可以大规模扩增 NK 细胞,以满足临床需求,为临床上 NK 细胞免疫治疗恶性肿瘤提供一定的前期基础;②在国际上率先揭示了 NK 细胞内 HDAC3 - STAT3 - NKG2D 分子信号通路。这一分子信号通路的初步确立对阐明 NK 细胞主要激活性受体 NKG2D 的分子调节机制具有重要意义;③建立了评价 NK 细胞抗肿瘤效应的高通量筛选体系。在国际上率先发现玉屏风散、3,20 - 二安息香酸巨大戟萜醇(IDB)、楝酰胺(Rocaglamide, RocA)等能够显著增强 NK 细胞的抗非小细胞肺癌效应。玉屏风散可以通

过增强 NK 细胞活性,发挥对 Lewis 肺癌的抑制作用;IDB 能够激活 PKC,增强 NK 细胞的 IFN-γ 分泌和脱颗粒效应,增强 NK 细胞介导的肿瘤杀伤;RocA 能够通过抑制 ULK1 蛋白翻译从而抑制非小细胞肺癌细胞(NSCLC)自噬,阻断肿瘤细胞内 NK 细胞来源颗粒酶 B 的降解,增强 NK 细胞介导的 NSCLC 细胞杀伤。

LMX1A 在胃癌中的作用
机制及临床应用价值研究

主要完成人 冯　莉　张晓红　李美仪　钱沛羽　钱燕青
完 成 单 位 上海市闵行区中心医院

内容简介：

　　本项目原创性地开展并持续十余年，通过细胞、动物和临床多个不同层次的相关生物学功能性研究，逐步深入探讨并揭示 LMX1A 在胃癌的作用机制及临床应用价值。

　　1. 胃癌患者的肿瘤组织及经典的胃癌细胞系中发现 LMX1A 的高甲基化及低表达现象：我们收集了 35 例符合研究需求的临床胃癌手术治疗患者的癌及癌旁组织样本，发现 LMX1A 的低表达及高甲基化水平与患者临床指标、预后、生存期具有显著相关性；同时，分析癌症基因组数据库（The Cancer Genome Atlas，TCGA）发现，LMX1A 在其他胃癌样本中也具有明显的低表达现象；然后，分别对 5 种典型的人胃癌细胞系（AGS、MKN28、MKN45、SGC7901 和 BCG823）进行 LMX1A 甲基化水平和表达量检测，发现 LMX1A 基因上 39 个 CpG 位点的呈现不同程度的高甲基化水平现象，而且发现其高甲基化水平直接导致了 LMX1A 的低表达发生。由此推断，LMX1A 有望成为检测胃癌的新的肿瘤分子标记物。

　　2. LMX1A 对胃癌发生及转移起抑制作用：通过构建稳定高表达 LMX1A 胃癌细胞系 AGS（AGS/LMX1A），发现 LMX1A 具有抑制胃癌细胞生长、增殖、迁移并促进其凋亡的作用；并使用稳定过表达 LMX1A 和野生型的 AGS 进行裸鼠皮下成瘤实验，证明 LMX1A 具有抑制癌细胞体内生长成瘤能力。此外，针对具有转移能力的人胃癌细胞系 MKN45，构建稳定过表达 LMX1A 胃癌细胞系 MKN45（MKN45/LMX1A），再次验证了 LMX1A 具有抑制胃癌细胞增殖、促进其凋亡、抑制其运动的作用。

　　3. LMX1A 调控 Wnt/β-联蛋白信号通路影响胃癌转移的作用机制：分析 LMX1A 与经典的转移相关基因［β-联蛋白、γ-联蛋白、Snail、Slug、ZEB1 和波形蛋白（vimentin）］的表达水平,发现 LMX1A 与 β-联蛋白存在负调控关系;分析并发现了 LMX1A 与 Wnt/β-联蛋白通路中其他重要蛋白(TCF4、MMP7、AXIN2、LEF1 和 ID2)存在负调控关系,进一步证明 LMX1A 与 Wnt 信号通路存在调控关系。

4. LMX1A 作为一个原创性的胃癌分子诊断标志物,在我院收集的胃癌临床样本检测中获得良好的效果,并在中山、华山、华东、瑞金等多中心的胃癌临床样本获得相应验证,且积极开展推广应用。

慢病科普系列作品集

主要完成人 杨青敏 曹健敏 洪 洋 周 静 乔建歌
完 成 单 位 上海市第五人民医院

内容简介：

慢性疾病(简称慢病)频发,影响居民生活质量,加重国家医疗负担。为传播慢病知识,提升居民慢病认知,项目组精益求精,以专业科学的内容、生动形象的文字、活泼有趣的插图为载体传递慢病知识,不断创新科普内容和形式,丛书写作立足原创性、实用性,从一本到分系统、分人群、分病种的系列丛书,最终形成慢病科普系列作品集,涵盖 10 册慢病科普著作,编著历时 12 年,发行量近 6 万册,始终为患者需求而书,为慢病科普而书,为全民健康而书。项目的创新点有以下几点。

1. 合作性：前期调研由社工、社区骨干及志愿者共同完成,深入上海市各社区了解居民健康知识认知度及需求种类和形式,为科普书籍的编写奠定基础,使医护人员的专业知识更有的放矢地发挥作用。

2. 原创性：《图解家庭护理》中操作技能插图由护理人员亲自演示拍摄,指导家庭实用护理操作技术的使用,具有较好的原创性。

3. 针对性：《家庭护理全指导》针对肿瘤患者、卧床患者等不同人群进行分册,而四季常见病的预防与护理从四季的常见病、多发病进行阐述,针对性强。

4. 实用性：作品根据需求由浅入深、由易到难,图文并茂、通俗易懂,并录制"老年居家照护技能"和"老年健康操"视频上传,扩大健康知识覆盖面,实用性强。

5. 拓展性：借助作品集,团队创新线下慢病护理科普形式:听讲座、看模型、学技能、练操作;拓展线上慢病护理科普形式:电视电台、科普云、腾讯视频、公众号等形式,受益 8 万余人;助力周边社区和西部地区医疗卫生健康事业发展,开展科普活动 300 余场,科普惠及闵行区马桥、江川、颛桥、新虹等 13 个社区,受益人群达 5 万人;获上海市科委及闵行区科委科普项目立项,为科普作品的推广奠定坚实基础。本项目完成人践行志愿者科普文化行动,传递慢病科普模式,以点带面辐射上海市各区县,并赴青岛、郑州、杭州、南昌等地科普授课,宣传健康教育方法和创新形式,向四川、新疆、青海等西部地区赠书共计 6 000 余册。立足此基础,不断深化内涵建设,促进学科进步。

目前,团队获得市级、区级科普项目立项 6 项,获得经费支持 90 余万元,发表相关论文 14 篇,形成"医院-社区-家庭"无缝链接模式,培养了一大批具备良好素质的慢病管理人员,其中科普讲解员 40 名,社区老年慢病科普管理护士 200 余名。有效普及慢病常见病、传染病和多发病的预防知识,提高社区居民对慢病自我管理认知水平,降低老年慢病给家庭带来的压力和负担,间接减少国家医疗费用支出,节省国家医疗卫生资源。

慢性肾脏病的发病机制
及黄芪作用机制的探讨

主要完成人 牛建英 顾 勇 吴 青 覃乔静 齐伟伟
完 成 单 位 上海市第五人民医院、复旦大学附属华山医院

内容简介：

近年来，慢性肾脏病（chronic kidney disease，CKD）已成为威胁人类健康的重要疾病之一。全国性调查数据显示，我国 CKD 患病率为 10.8％。CKD 进展最终导致终末期肾脏病，为国家及家庭带来了沉重的医疗负担。黄芪在延缓 CKD 进展方面取得了较好的效果，但其作用机制尚不清楚。该项目组经过 20 余年 5 代人的不断探索，探讨了慢性肾脏病的发病机制，以及黄芪对肾脏的作用机制。项目的创新点有以下几点。

1. 通过不同大鼠水肿模型及正常人体内试验，探讨了 CKD 水肿的发病机制及黄芪的作用机制。精氨酸血管加压素及其 V_2 受体表达和功能失调是水潴留的主要分子机制，黄芪具有一定改善作用。黄芪水提取物能显著改善多柔比星（阿霉素）肾病大鼠心房钠尿肽抵抗。正常人体内研究显示，黄芪水提取物增加人体尿钠的排泄，改善心房钠尿肽抵抗。

2. 从细胞水平、动物水平及人体试验探讨了 CKD 蛋白尿的发病机制及黄芪的作用机制。黄芪注射液能减轻巨噬细胞在晚期糖基化终产物作用下的迁移，抑制局部炎症反应。黄芪甲苷能降低近端小管上皮细胞在糖化白蛋白作用下的损伤，减轻细胞凋亡。黄芪水提取物能够降低多柔比星大鼠尿蛋白，增加体内抗氧化酶含量。血透患者研究显示，单次透析过程中滴注黄芪注射液能部分改善患者氧化应激状态。

3. 发现了表皮生长因子受体、血管生成素 1、胰高血糖素样肽-1 在肾脏损伤、纤维化进展中的作用机制。表皮生长因子受体磷酸化可诱导系膜细胞增殖及细胞外基质沉积，促进肾纤维化。血管生成素 1 可调控肾小球内皮细胞内质网应激，减轻细胞凋亡及功能障碍。胰高血糖素样肽-1 可抑制高脂导致的足细胞自噬及肾小管细胞内质网应激和凋亡，减轻足细胞损伤及小管纤维化。

该项目发表论文 20 篇,其中 15 篇 SCI 收录论文,影响因子累计 53. 11 分,被引用 167 次。多次在国内外学术会议上报告交流,举办国家级继续教育学习班 4 期,近千人学习交流。成立上海市中西医结合重点病种专科,推广以黄芪为主的慢性肾脏病中西医结合规范治疗,在全国多个省市 10 多家中心医院及社区卫生服务中心推广应用,取得了良好的社会效益。

盆底疾病科普创新平台的建设与应用

主要完成人 施国伟 王阳赟 史朝亮 屠民琦
完成单位 上海市第五人民医院

内容简介：

盆底功能障碍性疾病是中老年妇女的常见病和多发病,甚至有人将其称为"社交癌",严重影响女性的身心健康。由于年龄、生育、肥胖等原因,患者会出现膀胱颈及近段尿道下移,尿道黏膜出现封闭功能减退,尿道的固有括约肌功能、盆底肌肉及结缔组织功能逐渐下降,进而导致支配控尿组织结构的神经系统功能障碍。在治疗过程中,常采用药物、手术及盆底肌训练等手段。但由于药物治疗不良反应大,禁忌证多,临床上并不提倡。手术治疗因创伤大、费用昂贵、术后合并症较多、有一定复发率而不易被接受。一旦患有盆底功能障碍性疾病不仅治疗比较繁琐,疗效也不尽人意。因此,预防盆底功能障碍性疾病的发生尤为重要,盆底疾病的科普是当下比较重要的任务。

我们医学科普团队敏锐地认识到,科普工作的目的就是通过各种手段和途径,使我们的社会、群众可持续地获取科普信息。2015 年,泌尿外科团队成员以此契机创建"五院泌外"和"复旦五院泌尿外科"微信公众平台,利用微信平台"两路指导"和"一路融合"。全方位做到"立体式"盆底科普及教学,打造独特学术品牌。项目的创新点有以下几点。

1. 内容的创新性:以盆底医学作为新的科普领域,传播盆底医学知识,填补这方面的空白。"赟式盆底优化训练疗法"在专业、科学的盆底肌训练基础上融入了东方舞元素,不仅更符合东方女性的生理、心理特点,而且让盆底肌训练不再枯燥、单调,更易于坚持。同时对盆底疾病治疗方面的组织工程学进行研究,深刻挖掘手术放置组织吊带在盆底结构中的应用,发表相关论文。

2. 形式的多样性:以盆底继续教育学习班、网络平台、科普讲座进社区、科普书籍、报纸、电台为传播媒介,培训来自江浙沪三地的泌尿外科、妇产科、康复科等相关科室医务人员近 300 人次,全方位做到"立体式"盆底科普及教学平台,打造独特学术品牌。

3. 传播的娱乐性：将舞蹈融入盆底疾病治疗的理念。设立了面向社会开放的盆底优化公益课程，教学 12 式 40 多个动作的"龔式盆底优化训练疗法"，每两周预约患者上课，在愉悦中治疗盆底疾病。

项目组成员注重疾病的三级预防，把科普宣传放在治病的首位，从医院到社区，从主任医师到住院医师，从下社区到微信科普，项目组全体成员总是尽最大努力将实惠普及给闵行区及周边市民。搭建网络平台，发布科普信息 150 余期，关注人数 5 000 余人，累计阅读量达到 5 万人次。成立"幸福学校"，教学"龔式盆底优化训练疗法"治疗和预防盆底疾病，科普文章阅读单篇达到 10 570 人次。申请盆底疾病治疗方向国家专利并授权 12 项，发表盆底疾病相关 SCI 收录论文 4 篇。出版相关书籍 3 部，总计发行量 25 000 册。为周边省市培训盆底康复治疗师 13 名，协助开展盆底康复中心筹建工作，设计盆底疾病知晓问卷，提高盆底疾病知晓率，完成讲座义诊 30 余场次，受益群众达 5 000 余人，提高盆底疾病的治愈率，降低发病率。

祛风通络及其演变方药提高急性缺血性卒中临床疗效的机制与应用

主要完成人 蔡定芳 向 军 张 雯 范 越 王国骅

完成单位 复旦大学附属中山医院、上海中医药大学附属曙光医院

内容简介：

该项目在风中脑络经典中医学理论指导下,开展祛风通络方药提高急性缺血性卒中风中脑络血瘀型随机双盲多中心安慰剂对照临床研究,并探索祛风通络及其演变方药治疗急性缺血性卒中临床疗效的神经血管单元保护作用及其机制研究。

主要创新点如下:①阐明祛风通络及其演变方药有效改善急性缺血性卒中结局趋势;②祛风通络及其演变方药可以有效保护急性局灶性脑缺血动物神经损伤,减小神经功能缺损评分,减小梗死体积,改善血脑屏障,保护神经元,保护胶质细胞,保护血管内皮,改善神经血管单元微环境;③祛风通络及其演变方药可能通过线粒体 P53 通路,抑制急性脑缺血损伤状态的兴奋性氨基酸毒性反应,保护神经元;④祛风通络及其演变方药可能通过调控 STAT3 信号通路,抑制急性脑缺血损伤状态的星形胶质细胞活化,保护胶质细胞;⑤祛风通络及其演变方药可能通过 HGB1/TLR4/NF-κB 信号通路,抑制急性脑缺血损伤状态的多种炎性因子活性与表达,保护血管内皮;⑥祛风通络及其演变方药可能通过 IL-6 及其受体,调节神经-血管-胶质交互对话,改善急性脑缺血损伤状态的神经血管单元微环境。这可能是祛风通络及其演变方药对急性脑缺血损伤神经保护的核心机制。

项目成果被全国 20 余家单位推广应用,并被写入《中国急性缺血性脑卒中中西医结合诊治推荐意见》,促进了上海中医药大学附属曙光医院等成果应用单位的国家卫计委脑卒中筛查防治高级中心项目以及上海市脑卒中救治中心项目的建设,产生良好的社会效益。蔡定芳教授因此荣获"2017 年国家卫生计生委脑卒中防治工程突出贡献专家"称号。

上海市消除疟疾研究与评估

主要完成人 蔡 黎 朱 民 江 莉 王真瑜 张耀光
完 成 单 位 上海市疾病预防控制中心

内容简介：

疟疾是通过蚊虫传播的一种寄生虫病,20世纪50～60年代上海曾发生过两次流行,年发病率到达300/万以上,严重危害了人民身体健康和生命安全,影响了社会经济发展。在各级政府和全社会的高度重视下,经过大力防治,疟疾疫情得到有效控制,疟疾防治工作取得了显著成效,到1983年上海市各县的疟疾年发病率已降至1/万以下。1986年,全市达到卫生部颁发的基本消灭疟疾标准,此后的20多年上海市的疟疾疫情一直处于较低水平,年发病率持续控制在1/10万以下,但由于部分地区持续存在疟疾传播媒介中华按蚊,每年仍有20％的疟疾病例为本地感染病例。消除疟疾是我国政府对2008年联合国千年发展目标高级别会议上提出在全球根除疟疾倡议的积极响应,被列为健康中国2020年的目标之一,其核心指标是连续三年没有本地感染疟疾病例。

本研究基于现场和实验室的有机结合,从研制疟疾快速简便检测试剂和方法入手,以建立高效能的疟疾监测-防控-评估体系为突破口,历经10年努力,创建了消除疟疾的核心技术和评估体系,促成上海市在全国第一个达到消除疟疾标准。项目的创新点有以下几点。

1. 研制快速高效疟疾检测方法,建立疟疾监测新模式。国内第一个研制出能同时检测并完全区分恶性疟和间日疟疟原虫的抗原快速检测试剂盒,以及可以同时鉴定疟原虫属特异性和4种疟原虫种特异性的种属嵌合引物多重分子检测方法和试剂盒,并转化为产品;率先建立以快速筛查结合复核确认为监测流程,以目标风险人群为监测对象的疟疾高效能监测模式,形成的疟疾监测方案被卫生行政部门认可并予以执行,同时也被国家和多省制定有关方案时吸收利用。

2. 研制国内首个疟疾疫情处置地方标准,创建疟疾疫情防控新模式。提出疟疾疫点范围区域划分和分类处置的理念,建立疟疾疫情等级风险评估方法,创建"1-2-3+1"(病例报告后 1 日内复核,2 日内流行病学调查,3 日内疫点处置,1 月内传播风险评估)的疟疾防控模式,快速有效地防止疟疾再传播,自 2010 年以来上海市无本地感染疟疾病例发生。

3. 牵头研制我国消除疟疾试点县的消除疟疾考核评估体系,建立消除疟疾县级考评指标和考核流程,应用于上海市区县的消除疟疾评估,并被国家和多省引用推广。上海市通过消除疟疾省级评估被 WHO 官员认为是"全球第一个"。

项目完成单位是上海市疟疾防控的主要基地,应用成果实现了上海市消除疟疾目标;第一完成人是全国寄生虫病防治专家,任上海市寄生虫病学会副理事长,曾获国家科技进步二等奖和上海市科技进步三等奖各 1 次;本研究发表论文 13 篇,SCI 收录 1 篇,被引用 111 次;获专利 2 项;提出 2 个新理念,开创 2 个新模式,研发 1 个标准和 2 个检测试剂盒,制订 2 个实施方案;主办国家级学习班 8 个;成果在中国、浙江省、黄浦区等 30 个三级疾病预防控制中心,以及上海申启生物公司、出入境检验检疫局、大型驻外企业、援非维和部队等单位推广应用;推动了我国消除疟疾进展,同时通过国际交流,促进了非洲的疟疾防治工作,为我国"一带一路"建设作出贡献。

系统性综合干预模式对社区
美沙酮维持治疗者干预研究

主要完成人 占归来　周治荣　李　君　汪作为　田国强

完成单位 上海市徐汇区精神卫生中心、上海市虹口区精神卫生中心、绍兴市第七人民医院、诸暨市疾病预防控制中心

> **内容简介：**

　　阿片类物质成瘾问题给社会和家庭带来许多不稳定因素及增加经济负担,也是重要的公共卫生问题。美沙酮维持治疗作为阿片类物质成瘾最有效最常用的替代治疗。既往调查研究提示阿片类物质成瘾者存在明显的心理问题,可见阿片类物质成瘾者需要心理治疗。随着"生理-心理-社会"现代医学模式在美沙酮维持治疗患者中使用,国内外研究均发现在美沙酮维持治疗基础上联合心理治疗的综合干预模式能有效提高美沙酮维持治疗者的服药依从性,提高服药率,降低脱失率。但既往的综合干预为患者被动地接受指导,而非激发自我、自愿要求改变;且目前针对美沙酮维持治疗者社会支持、家庭关系、生活满意度和幸福感状况影响研究较少。本研究通过对本院美沙酮门诊美沙酮维持治疗者开展以内观疗法为基础辅助社会支持及家庭治疗等综合干预模式进行研究,研究证实综合干预模式能有效改善美沙酮维持治疗者的生活满意度,改变美沙酮维持治疗者的生活及行为模式,增加美沙酮维持治疗者幸福感及生活满意度。研究成果进一步转化,再将该综合干预模式在多家社区美沙酮门诊进行推广和应用具有良好的临床效果。

　　本项目创新点:了解上海市区美沙酮维持治疗者心理健康状况,调查影响心理健康状况的危险因素,为下一步干预建立基础。探索形成了一套合理并适于推广的综合心理干预模式。首先,国内首次将内观疗法引入美沙酮维持治疗者干预,即以内观疗法为基础,辅以社会支持及家庭治疗。使得患者能主动反思,自愿改变。其次,充分利用社区资源,以社区医务人员为主要发起与执行者,在社会社工的帮助和医院专家指导、社区志愿者参与等多方共同努力。第三,戒毒社工与干预对象结对联系,加强交流。将该模式在本市及外省市多家社

区戒毒服务中心推广应用。

　　项目完成单位是上海市徐汇区唯一一家美沙酮维持治疗点,该美沙酮维持门诊工作得到上级及社会多方面的认可先后获得全国优秀门诊3次、上海市禁毒工作先进集体2次及上海市工人先锋号1次。多次参与国家级及市级课题研究,参加多项国内外戒毒新药的Ⅲ期药物临床试验。第一完成人是从事精神卫生医教研防工作20余年。承担及参与各类学术项目10余项,发表专业论文30余篇,参与撰写论著多部,主办区级继续教育学习班5次。成果在上海、江苏及浙江多家社区戒毒服务中心推广应用,直接和间接受益者约数千人。

新形势下医疗服务改善政策研究及全国应用

主要完成人 罗 力 白 鸽 高解春 周奕男 戴瑞明
完成单位 复旦大学

内容简介：

世界各国的医改更多地关注控制费用和提高医疗质量,对患者的就医体验相对重视不足。我国的新医改也存在这个问题,一个突出的现象就是医改卓有成效但患者获得感缺乏。个人负担明显降低、医疗质量明显提高的同时,医患矛盾却在日益加剧。

项目以提升患者获得感为导向,梳理聚焦了就诊环境、预约诊疗服务、诊疗资源调配、信息技术利用、住院服务流程、护理服务、医疗质量安全、医学人文关怀、医疗纠纷化解和政府管理责任等 10 个医疗服务优化内容,演化出包含 69 个考核指标、指标权重、计分方法等在内的指标体系,基于指标体系设计了可操作的医疗服务考核方案,在全国范围内开展了连续三年的监测评估,推动持续改善医疗服务。

项目成果有两个创新:①首次以患者获得感为核心构建医院医疗服务考核指标体系;②国内首次将分时预约比例、多渠道预约比例、日间手术占比、社工配置数、信息技术提醒与支付等指标列入医院医疗服务考核指标体系。

项目成果有两个特色:①科学性和可操作性的紧密结合。不仅仅是建立了一套有信度和效度的指标体系,还给出了一整套可操作性强的考核方案,各地卫生行政部门可直接按方案操作;②研究和实践的紧密结合。不仅仅是有研究成果,还推动国家卫健委医政医管局将之用于全国性政策实践,并且连续三年运用该指标体系监测全国 136 家哨点三甲医院,评价结果用于每年全国人大的汇报。

项目发表论文 7 篇,解决了哪些医疗服务指标更能体现患者获得感的技术问题。成果被国家卫生健康委员会直接采纳应用,形成国卫办医函〔2015〕1056 号文《进一步改善医疗服务行动计划考核指标》,印发全国指导 10 762 家二级以上公立医院的医疗服务持续改进。

哨点医院监测结果表明,公立医院各项便民服务开展率普遍提高,人民群众获得感得到了增强,医疗服务百分制平均分从 88 分上升到 91 分,明显缓解了医改卓有成效但患者缺乏获得感的社会问题。

新型经皮放射下胃造瘘术在吞咽障碍疾病营养支持中的临床应用

主要完成人 曹 军 何 阳 王赛博 苑天文 董毓敏
完成单位 上海市徐汇区大华医院

内容简介：

口咽部肿瘤、肌萎缩侧索硬化症（"渐冻人"）等吞咽障碍疾病,因为无法经口进食,主要依赖外科胃造瘘手术或经皮内镜下胃造瘘术建立营养通路。但外科手术创伤大、并发症多,而且这些患者无法行胃镜引导下胃造瘘术,为解决这些患者胃造瘘的难题。本研究围绕经皮放射下介入干预一系统技术创新改善患者进食,进行了在X线引导下的经皮胃造瘘术的长期探索,取得了一系列技术创新,得到满意临床疗效,具体创新点有以下几点。

1. 国内率先将经皮胃造瘘手术经过技术创新在X线引导下完成,无须胃镜和麻醉,并将该技术应用在临床口咽部恶性肿瘤,取得很好疗效,使目前无法行传统胃造瘘的患者受益。本研究国内首次报道运用"经皮放射下胃造瘘术治疗无法进食的口咽部肿瘤患者",结束了中晚期口咽部肿瘤患者无法进食光靠肠外营养的历史,给这些患者提供了肠内营养的机会,提高了患者生活质量,延长了生存期,本研究以中晚期口咽部肿瘤为研究对象,手术成功率达100%,中位生存期8.3个月,为临床治疗提供一种崭新方法。

2. 国内率先将经皮胃造瘘手术应用在吞咽障碍的"渐冻人"患者。本研究国内首次报道运用经皮放射下胃造瘘术在吞咽障碍"渐冻人"患者营养支持中的作用。具有无须胃镜、全麻,成功率高,并发症少,死亡率低的特点,给胃镜无法耐受及肺功能差的"渐冻人"患者提供肠内营养通路,手术成功率达100%,术后3个月死亡率为0,超过国外多中心的报道。

3. 开发相应X线引导下经皮胃造瘘的一系列专利器械,对传统经皮胃造瘘术进行改良,保证胃腔扩张明显,以利于胃壁和腹壁贴合,防止瘘管脱落,增加安全感。

项目完成单位是我国渐冻人"暖冰病房"胃造瘘基地,上海市职工创新工作室,应用成果完成胃造瘘300余例;第一完成人是上海市区域名医,中华医学会放射分会介入学组胃肠专业委员会委员,中国医师协会微无创专业委员会委员,上海医学会放射分会介入学组委员等;发表相关论文4篇,SCI收录1篇,获得国家实用新型专利4项;获第二十九届上海市优秀发明选拔赛职工技术创新金奖;在《医生站》网站网络教学推广技术,已有4 000多名专业医生在线学习;连续主办上海市继续教育项目3次和上海市介入沙龙2次;主编《中晚期肿瘤并发症的介入治疗》专著1本;并把该应用成果推广到13家应用单位,创造了显著社会和经济效益。

血吸虫病空间流行病学分析
的关键技术研究与应用

主要完成人 张志杰 姜庆五 胡 艺 王增亮 孙利谦
完 成 单 位 复旦大学

内容简介:

血吸虫病是我国重要的人畜共患寄生虫病,经过近70年的努力,疫情已经得到很好控制,成绩卓著,但在防治经费减少、全球气候变暖、大型水利工程以及城镇化建设等背景下,钉螺面积下降缓慢,部分地区钉螺扩散明显,疫情反弹的潜在威胁巨大。新形势下建立较为先进的技术与方法精准地监测血吸虫病疫情、及时准确地发现高风险区域已成为当前迫切需要解决的关键问题。

本项目属于公共卫生与预防医学。将传统流行病学的现场调查方法与现代空间信息技术获取数据的先进手段结合,基于地理学、遥感、生态学等交叉学科的研究方法,围绕血吸虫病疫情监测与高风险区域的识别问题:①建立点模式数据的空间和时空核密度估计技术分析血吸虫病的动态风险表面,首次提出空间相对危险度和空间超额危险度概念;②建立Bayesian广义克里格插值模型,将地理学领域要求连续型变量分布的地统计模型成功拓展为适用于公共卫生领域的离散型变量类型的地统计模型;③基于植物的自然生长规律首次提出遥感新指标-植被生长指数,有效提高了遥感技术识别钉螺孳生地的准确性;④建立Bayesian零膨胀时空层次模型精准分析面数据血吸虫病风险动态分布规律,引入数学、地理学、气象学领域的模型全面深入地研究了疾病聚集性风险的空间分布。

在湖沼型和山区型流行区的6个不同现场进行了实践应用。项目建立的技术一方面可高效精准地确定当地血吸虫病感染的高风险聚集区分布与动态变化,另一方面可借助于遥感技术识别钉螺孳生地的方法,有效地指导开展现场钉螺调查,已成为当地开展精准血吸虫病疫情防治的有力工具与手段,均提前1~3年实现了"十二五"血吸虫病疫情防治规划目标。

项目培养博士后 1 名、博士 2 名和硕士 7 名,发表学术论文 40 篇(SCI 收录论文 26 篇),提交的 20 篇主要 SCI 收录论文的影响因子合计为 57.21 分,被他引 117 次,3 篇发表在热带医学排名第一的权威杂志上,主编中文专著 2 本。研究成果受到重视,应邀参加国内外会议 20 余人次,做大会报告 8 次,获得学术交流一等奖和口头报告二等奖各 1 次。

婴幼儿血管瘤的相关基础研究与诊疗进展

主要完成人 林晓曦 仇雅璟 马 刚 常 雷 金云波
完成单位 上海交通大学医学院附属第九人民医院

内容简介:

婴幼儿血管瘤(infantile hemangioma,IH)是婴幼儿中最为常见的良性肿瘤,新生儿的发病率高达1%,其在患儿出生后增生速度迅速,部分患儿可引起溃疡,毁容或功能障碍,给患儿及家庭造成沉重打击。本项目组在多项国家级基金支持下,围绕IH基础研究及诊疗技术,进行了长期系统的临床转化研究,取得如下创新性成果。

1. IH基础研究与血清学标志物发现:重点针对发生机制,项目组共获得八项国家自然科学基金(6项面上项目和2项青年基金)资助;发现缺氧诱导因子与增生期IH间的关系;最早提出IH血清标志物概念,发表国际首篇关于血清血管内皮生长因子(VEGF)的文献,并被国际血管瘤标准分类文件(ISSVA)引用,被NEJM等杂志引用48次,并发现另一标志物促血管生成素(angiopoietin,ANG)。

2. IH口服普萘洛尔(心得安)治疗方面:①报道国际上病例量最大单中心、前瞻性研究,首次提出门诊治疗模式;②最大样本腮腺区IH前瞻性研究;③首次阐明停药后复发的病理机制;④提出基于彩超参数的原创停药时机;⑤发现停药后复发的部分机制。

3. IH外用药物研发方面:①证实了咪喹莫特治疗IH的客观疗效参数;②通过咪喹莫特外用药远期随访,发现其潜在不良反应;③通过配对比较,推进了噻吗洛尔成为一线用药,此结论在 The Lancet 发表的IH综述中引用;④自主筛选研发血管瘤乳膏,在4万多患者使用,有效率90.9%;⑤通过自身对照及与脉冲染料激光比较,阐述其适应证;⑥致力改良β受体阻滞剂的渗透性。

4. IH外科手术治疗及其他:发现血管瘤注射博来霉素引起的远期局部萎缩,源于组织不发育,而非组织坏死。利用显微、颅颌面、美容等整复外科修复重建技术,获得突出的修复结果。

项目完成单位创建中华医学会的第一个血管瘤学组,组织了 15 次全国血管瘤学术交流会,负责并携手 11 个学科编著中华医学会的第一部《血管瘤和脉管畸形的诊疗指南》,通过学习班等形式培养千余名血管瘤专业的医生,形成地区诊疗中心,接受日本、澳大利亚等国进修医生,在 40 多次国际会议做过血管瘤领域邀请演讲。本中心被国际同行认为是国内外血管瘤患者最集中的单一中心。

支气管扩张的外科治疗和发病机制研究

主要完成人 张 鹏 姜格宁 陈和忠 朱余明 周永新
完 成 单 位 上海市肺科医院、上海长海医院、上海市同济医院

内容简介：

支气管扩张(以下简称支扩)是一类呼吸系统常见的感染性疾病,也是胸外科治疗最常见的良性疾病。本项目针对支扩的外科治疗及发病机制展开深入研究,取得了一定成果。

针对支扩手术难度大、并发症多的特点,率先提出支扩术中处理支气管残端的"三步法":带蒂肌皮瓣包埋残端、两根负压管引流和新霉素冲洗。有效降低了支扩手术的并发症(由30%以上降至13.2%)和围术期死亡率(由2.2%至1.1%),使肺叶切除术成为支扩的常规疗法,文章发表于胸外科顶尖杂志 *The Annals of Thoracic Surgery*(ATS),获美国联合纪念医院 Heitmiller 教授同期述评,"三步法"治疗支扩极大减少了支扩肺叶切除术的并发症和病死率,值得推广应用。

项目组率先提出支扩的微创治疗,证实相比传统开胸术,胸腔镜手术具有相同的疗效且安全性更高,是支扩手术治疗的更优选择,文章亦刊登于顶尖杂志 *ATS*,同期获国际胸腔镜先驱 Yim 教授述评,指出 Zhang 等发现的支扩微创治疗更新了支扩治疗传统理念,提高了疾病诊疗效果和患者生活质量。

项目组突破常规手术禁区,成功对非局限性支扩患者实施手术治疗,不仅拓展了支扩的手术适应证,也有效减少了非局限性支扩手术的并发症,改善了患者症状,挽救了大咯血患者生命。成果见于胸外科顶尖杂志 *JTCVS*,同期美国布朗大学 Milman 和 Ng 教授专家述评:"非局限性支扩的手术困难重重,Zhang 等系统阐述了非局限性支扩的手术管理,扩大了该病的治疗方式。"对于终末期支扩患者,肺移植是唯一的有效疗法,项目开展肺移植例数及患者长期存活达国际领先。

项目组对切除标本进行深入研究,发现了支扩发病过程中的新信号分子 SCAP,深入阐述其在支扩发病机制中的关键作用,为筛选特异性治疗支扩药物提供了新靶点,进一步为治

疗免疫系统及发育中的疾病提供理论基础,文章发表在免疫学著名杂志 *PLoS Pathogens* 上;同时阐明了支扩大咯血致出血性休克后肺血管内皮细胞焦亡的相关机制,为支扩等感染性疾病治疗提供了新理论。

在项目完成过程中,团队微创外科手术量国内、国外均达领先水平,胸外科年手术量位于国内第一(2016 年达 10 382 台,2017 年 13 341 台);胸腔镜占 80%以上,手术量国内第一。作为牵头人在多家合作医院进行技术推广,与多家医院进行了合作,包括上海长海医院、上海市同济医院、上海市杨浦区市东医院等;项目团队自主设计的腔镜手术器械,已在国内多家医院推广使用。本项目共发表相关 SCI 收录论文 20 篇,总影响因子 67.65 分,总被引用 127 次,单篇最高被引用 23 次(已多年为该专业引用最多论文),授权专利 4 项(发明、实用新型各 2 项)。

子宫内膜癌及癌前病变保留生育功能的临床－基础转化研究及应用

主要完成人 陈晓军 罗雪珍 张箴波 朱 勤 张宏伟
完 成 单 位 复旦大学附属妇产科医院、上海市第一人民医院

内容简介：

作为影响妇女生命健康和生活质量最重要的妇科恶性肿瘤之一，子宫内膜癌及其癌前病变(子宫内膜不典型增生)的发病率日益增高，且其发病年龄有年轻化趋势，成为危及妇女健康、导致年轻妇女丧失生育功能的重要原因。在上海等中国发达城市，子宫内膜癌已超过宫颈癌和卵巢癌，成为发病率最高的妇科恶性肿瘤。目前虽然全子宫切除是子宫内膜癌和不典型增生的一线治疗方案，但该根治性手术的代价是使年轻患者永久性丧失生育能力。如何有效预防和诊治子宫内膜癌和癌前病变，尤其是尽最大可能使年轻患者子宫内膜癌病变得以有效逆转，保留其生育功能成为目前面临的一个重要的医学问题和社会问题。本课题组以国内首家子宫内膜病变专科门诊和内膜病变保留生育功能多科会诊为平台，以群众、医师、年轻内膜癌病例三个人群为主要对象，分别以"科普宣传、早期干预""建立规范、平台推广""转化应用，提高保育疗效"进行重点进关，力求通过有效宣传推广增强群众防病治病意识；采用规范诊疗和预防措施提高内膜病变诊断治疗效率降低复发率；凭借临床基础转化研究提高早期内膜癌保留生育治疗效果。项目的创新点有以下几点。

1. 针对国内子宫内膜癌及癌前病变发病率日趋增高和年轻化趋势，但缺乏足够重视这一重要社会问题，通过建立国内首个子宫内膜病变专科门诊和大量开展科普宣传提高群众对内膜病变的早防早治意识。

2. 建立并推广子宫内膜病变评估、诊断和治疗的《红房子规范》，并向基层医院推广，提高内膜病变诊疗规范性和有效性。

3. 建立子宫内膜病变保留生育功能多科会诊体系。对子宫内膜病变保育患者进行全方位全程式管理，将子宫内膜癌和不典型增生保育疗效较国际报道提高 15％～20％。引进

子宫内膜吸取活检技术作为子宫内膜病变筛查一线手段,取代子宫内膜诊刮技术,极大程度上降低了患者接受内膜评估所受的痛苦、缩短手术时间、降低损伤和并发症风险,增加患者依从性。

4. 通过临床大宗病例分析和基础研究,揭示胰岛素抵抗在子宫内膜癌发生发展和孕激素耐药中的重要作用,并通过基础研究发现慢性炎症环境下子宫内膜局部巨噬细胞浸润微环境上调子宫内膜细胞雌激素敏感性是其主要机制之一。

5. 针对临床和基础研究结果,首次采用胰岛素增敏剂二甲双胍联合孕激素治疗内膜癌和不典型多中心临床研究。

本项目是复旦大学附属妇产科医院自选,依托于复旦大学子宫内膜癌多科诊疗团队的临床-基础-科研-科普-基层推广的一系列紧密相连的工作基础,围绕子宫内膜癌及癌前病变保留生育功能治疗展开,第一完成人是复旦大学医疗联合体子宫内膜病变一体化诊治优秀团队、妇产科医院子宫内膜癌优秀团队负责人。近 5 年发表 SCI 收录论文 20 余篇,主持国家级及上海市科委、上海市卫生局等项目数十项,荣获 2009 年上海市卫生系统银蛇奖提名奖、2009 年上海市卫生系统先进个人、2010 年全国卫生系统先进个人、2011 年上海市"三八"红旗手、2015 年上海市先进工作者等荣誉称号,上述内膜病变诊治规范通过红房子医院合作单位、复旦妇产科医联体和国家级继续教育学习班在江浙沪地区妇幼保健院和全国范围进行推广。

肺外科微创胸腔镜手术关键技术及临床推广

主要完成人 朱余明　姜格宁　陈　昶　赵德平　蒋　雷　陈乾坤　周逸鸣
　　　　　　包敏伟　杨　洋　郑　卉
完 成 单 位 上海市肺科医院

内容简介：

　　肺癌作为我国的重要疾病负担,外科手术是最有效的治疗方式之一。与传统开胸手术相比,胸腔镜手术能够减少住院时间、减轻患者术后疼痛,有助于患者快速恢复日常活动,提高患者生活质量,给患者带来最大程度的临床获益。项目组历经 25 年努力,上海市肺科医院胸外科创建了肺外科微创胸腔镜手术关键技术体系,其中包括单孔胸腔镜微创手术体系、剑突下单孔胸腔镜手术体系、国际微创培训体系以及微创胸腔镜配套手术器械的研发,并向国际国内的临床推广。

一、手术演示

　　1. 国内唯一(胸外科领域)受邀至欧美发达国家手术演示:朱余明主任、蒋雷主任成为国内首次受邀至俄罗斯圣彼得堡、以色列、埃及、沙特阿拉伯等国的中国胸外科专家,实施现场手术演示及相关技术指导;王海峰主任受邀至美国、韩国进行动物模型下的单孔胸腔镜手术演示,并培训了大批欧美亚发达国家专科医师。

　　2. 国内首创手术演示实况直播至欧洲胸心外科协会及欧美国家学术年会:科室多次应邀于欧美亚非等 13 国胸外科年会(土耳其伊斯坦布尔、意大利米兰、英国剑桥、美国迈阿密、加拿大多伦多、俄罗斯莫斯科、德国汉堡会议等)进行 25 次微创手术全球实况直播,其中包括 2016、2018 年欧洲胸心外科协会((European Association of the Cardio-Thoracic Surgery,EACTS)年会特设单孔胸腔镜专场手术直播,得到国际学术界高度关注及一致好评(累计播放 9 万余次)。

　　3. 国内外学术会议手术演示:作为最早在国内开展各类胸腔镜手术演示的医疗单位,

科室自开展胸腔镜手术以来,已累计近千次在国内及国际重要胸外科会议、国家继续教育学习班等进行实时演示及实况录像转播。

4. 国内医院科室现场指导:科室专家赴全国200余家医院指导单孔胸腔镜手术开展,包括20余家医联体单位长期定点指导。

5. 国内最早通过新媒体技术实现全国直播:科室于2015年10月首创通过微信平台及网络PPTV直播技术实现高质量的定期胸外科疑难病例讨论、业务讲课及手术演示的全国直播,得到了业界的高度关注及一致好评(场均在线关注6 000余人次)。

二、各类胸腔镜操作规范及创新器械的推广

1. 创新手术器械:科室自主创新研发的手术器械32种,均获批全国专利,其中多项专利已实现临床转化,相关器械已在全球数百家医院推广使用,已成为多家国内外医疗机构的胸外科胸腔镜手术的标准配备器械,单项成果转化收益共计逾600万元并广泛运用于临床实际操作。市场占有率为国内首位;在中国世界顶级手术器械制造商Scanlan首次主动提出合作意向并实施,以《上海肺科》(Shanghai Pulmonary Hospital,SPH)命名的胸腔镜手术器械进行国际推广,实现了顶级手术器械上海肺科创。

2. 技术规范及专家共识:科室作为在国内外知名胸外科核心期刊发表SCI收录论文最多中心,同时已编纂20余部相关专著,作为国内胸外科领域的标杆和示范单位,起草并参与制定各项行业标准、规范,相关胸腔镜手术操作规范及相关临床诊疗规范均已为国内外百余所医疗机构采纳及借鉴,甚至写入《全国规范及专家共识》中,如《全国胸外科临床路径》《全国原发性肺癌诊疗规范(2015版)》《原发性肺癌诊疗规范(2011版)》《国家胸外科专科医师及胸腔镜医师培训计划》和《上海市肺癌外科质量控制标准》,并牵头制定国内胸外科唯一的《磨玻璃结节(GGN)早期肺腺癌的诊疗共识(第一版)》《胸外科急性肺栓塞防治手册(第一版)》《胸外科围术期出血防治专家共识》《普胸外科手术质量控制与评估体系》和《肺切除手术患者术前肺功能评估临床共识》等。

三、继续教育

1. 国内首创胸腔镜国际培训班:举办“胸腔镜国际培训班”27期,培训班通过欧洲腔镜协会审核及授权,吸引全球80个国家/地区618名高年资医师进修,学会主席、科主任和顾问医生占1/3,15名欧美医师长期进修。同时,本中心作为EACTS指定的青年医师培训基地,协会在国内首设Francis Fontan奖学金将欧洲胸外科骨干医师送至我科进行胸腔镜技术进修;同时,科室还为日本及欧洲胸外科学会官网推荐的微创培训基地。

2. 胸外科微创领域国际会议发言次数全国首位:在顶级国际学术会议上发言56次,包括北美胸心外科协会年会、欧洲胸外科医师协会年会、欧洲胸心外科学会、美国胸外科医师协会年会、世界肺癌大会、日本胸外科外科年会以及亚洲胸心外科年会等。在国内胸外科全国年会,以及各类学术会议发言500余次。

3. 举办微创国际学术会议及国家级学习班:该中心主办国家级学习班27次,主办国际学术会议8次,共计培训学员9 000余人次。

4. 国内最大的胸外科微创培训中心:科室积极实践临床带教,共计培训国内进修医师

2 000 余人次，来自 29 个省市自治区，其中三甲医院进修比例为 70.74%。

5. 国内首创胸外科网络培训模式：科室创建胸外科网络继续教育品牌"胸外科大讲堂"和"中国普胸外科可视化手术网"。

项目完成单位是国内最早开展微创胸腔镜手术、单孔/剑突下单孔胸腔镜手术、单孔胸腔镜袖式肺切除术及全肺切除术等复杂微创胸外科手术的单位，现已成为全球手术量最大的微创胸外科中心，胸腔镜术式最完整、数量最大（胸腔镜占 90% 以上；单孔胸腔镜手术逾 2.7 万，占全球 50% 以上）；也是世界顶尖疑难复杂微创胸外科中心，胸腔镜创新技术最多、疑难手术量最大（多次完成世界首例高难度微创胸外科手术）。科室目前已成全球最权威、最具影响力的微创胸外科中心。朱余明主任作为项目主要完成人，是全国最早开展单孔胸腔手术，且为完成术式最全的国际顶尖单孔胸腔镜手术专家，获得国内外胸外科界高度评价。发表相关 SCI 收录论文 70 篇，课题资助 13 项，主编专著 4 部，获批微创专利 32 项，研发专用器械包 2 套，创建新技术 3 项，形成专家共识 5 项。应邀赴欧美国家手术演示 6 次，国际会议发言 56 次，技术成果推广至国内外 300 余家单位，惠及 12 万余名患者。该项目显著提升了我国胸外科微创技术的临床应用水平，成为近 20 年来实现医疗技术从跟跑到领跑的成功范例。

骨不连治疗新理论、新技术的推广应用

主要完成人 苏佳灿 曹烈虎 陈 晓 纪 方 崔 进 宋绍军 胡 衍
周启荣 牛云飞 张春才

完 成 单 位 上海长海医院

内容简介:

骨不连是严重危害人类健康的疾病之一,一旦发生,患者常数年内丧失劳动能力,对社会、家庭、个人造成巨大的伤害。文献报道,美国每年骨折患者 500 万人,骨不连发生率为 1%～10%,因此造成的医疗支出高达 50 亿美元。中国人口众多、医疗技术和水平参差不齐,骨不连发生率居高不下,因此造成的医疗和社会经济负担相当沉重。本研究基于医工结合与学科交叉,从设计新型骨不连治疗内固定器械入手,以构建数字化力学研究平台为突破口,结合新型生物植骨材料的研发,构建了骨不连治疗新理论、新技术体系,并在全国范围内得以推广应用。项目的创新点有以下几点。

1. 项目组率先在国内研发了记忆合金材料并转化临床运用,新型器械能够持续为骨断端愈合提供应力刺激,克服了传统内固定材料存在应力集中、应力遮挡效应等致命难题,并首次在国际上提出了"成骨力值"的理念,对骨不连的治愈率由 65% 提高到 98%。为治疗骨不连提供了经济适用、便于推广应用的国产化新型内固定器械。在 100 余家医院推广应用达 2 万余例次。印度的 Sharma 教授在 *International Orthopaedics* 杂志上发表述评认为"这是一项原创和伟大杰出的工作"。

2. 针对骨不连发生发展的病理学改变机制,课题组率先在国内将研发的内固定器械进行计算机仿真模拟,构建了大样本国人骨骼模型数据库,实现了多种条件下骨不连的生物力学测试和体外手术预案,为制订个性化手术方案和后续临床推广运用提供了重要数据支持。

3. 针对传统填塞易留死腔的单一植骨方式,项目组首次在国内提出组合式多点位植骨方式,并根据骨缺损深度、大小及供骨区面积,制订了个体化的解剖重建和多点位植骨固定方案,完善了基本操作流程与规范。

4. 针对骨不连患者自体骨极度缺乏的难题,创新性研制生物活性高的纳米人工骨,克服了无米之炊的瓶颈,使骨缺损的骨愈合率由 60% 提高到 85%,成功治疗 1 200 余例骨不连骨缺损患者,取得显著的社会效益。

5. 感染性骨不连患者面临感染与骨缺损双重难题,设计了兼具骨再生与抗感染的骨修复材料,为感染性骨不连的修复再生提供了良好的局部微环境,显著提高骨不连愈合能力。经 10 年的推广应用,感染骨不连的治疗效果显著提高。

项目完成单位上海长海医院,骨科为国家重点学科、国家"211"工程重点建设学科,技术力量雄厚,总体水平国内领先,年救治患者 20 余万人次,年手术量 1 万余台。第一完成人是科技部国家重点研发计划首席科学家,上海市卫生系统优秀学科带头人,以第一申请人获得包括国家自然科学重大研究计划重点项目,国家自然科学重大国际合作项目等国家及省部级科研项目 20 余项,第一完成人获省部级二等奖以上奖励 4 项,第一及通讯作者发表 SCI 收录论文 47 篇,总影响因子超过 300 分,发表刊物包含 Advanced materials(影响因子 21.95 分),JACS(影响因子 14.36 分),Acs nano(影响因子 13.7 分),Bone research(影响因子 12.5 分),Advanced Science(影响因子 12.44 分),Nano letters(影响因子 12.04 分)等材料学及骨科学国际一流杂志。申请并授权国家专利 26 项,主编主译专著 14 部。本研究期间培养研究生 38 人、进修生 50 人,主办学术会议 15 次,全国性学习班 13 次,承担国家级继续教育项目 10 次,国内会议主题报告 16 次。在上海市第六人民医院、华中科技大学同济医学院附属协和医院等全国范围内 100 余家单位推广应用,受益患者 2 万余人。

激光在微创泌尿外科中的应用及其
相关并发症预防研究的推广应用

主要完成人　夏术阶　韩邦旻　荆翌峰　赵福军　阮　渊　赵　炜　朱依萍
　　　　　　卓　见　王小海
完成单位　上海市第一人民医院

内容简介:

　　我国人口的老龄化使良性前列腺增生症(BPH)已成为危害老年人健康的最常见疾病。老年人多伴有心脑血管等疾病,大大增加了手术风险,同时术后容易并发膀胱功能减退、性功能障碍、膀胱颈挛缩等问题。为了解决上述健康问题,项目组将铥激光应用于微创泌尿外科领域,并进行大力推广。

　　创新点:①在国际上首创"经尿道铥激光剥橘式前列腺切除术";②修正基于膀胱功能的BPH手术指征;③创新技术打破国内外指南微创手术前列腺体积不超过 80 mL 的限制,建立处理超大前列腺的高效安全的技术标准;④建立小前列腺手术创新技术,减少或避免膀胱颈部挛缩的并发症,建立小体积前列腺手术标准;⑤自主研发 RM－T125 型双工作方式铥激光治疗机,完成铥激光技术国产化;⑥自主研发铥-钬双波长泌尿激光手术治疗系统;⑦建立前列腺铥激光手术创面修复创新理论体系。

　　应用推广:①我院铥激光治疗 BPH 患者 5 000 人次,手术例数居全国前列。手术方法被写入多本国内外诊疗指南。成果已被推广至国内外 100 多家医院,累计至今接受铥激光手术患者已达 18 000 人;②发表论文 109 篇(SCI 59 篇,总影响因子 169.25 分),其中主要论文20 篇,被他引 397 次。主编专著 13 部。多次获得省部级、上海市医学科技进步奖等;③自主研发 RM－T125 型双工作方式铥激光治疗机和铥-钬双波长泌尿激光手术治疗系统。获得国家专利 66 项,其中发明专利 31 项;④夏术阶教授担任中国医师协会男科医师分会会长,我院作为排位第一单位主编《2016 中国男科疾病诊疗指南》;⑤已培养硕士及博士(后)45名。与美国 MD 安德森肿瘤中心、梅奥诊所及麻省总院等知名机构联合培养专业人才。获得上海市领军人才、浦江人才计划等。通过云南省、贵州省、新疆等地区的援建工作,帮助当地基层医院建立 BPH 专业诊疗团队;⑥上海市第一人民医院泌尿外科是国家临床重点专科,上海市临床医学重中之重学科。以我院前列腺外科为中心,临床实力向全国数十家医院进行辐射,形成多点 BPH 诊疗中心;⑦多次主办高规格泌尿外科学术会议,多次在国内外高水平学术会议发言。受邀在国外多家医院和国际性会议上进行手术演示。

成果在国内外 100 余家医院推广应用,将 BPH 术后膀胱功能减退、性功能障碍、膀胱颈挛缩的发生率降至最低,有效提高患者的生活质量。同时通过改良和开发激光手术治疗系统,显著降低国民医疗成本,促进国民经济发展有着重要的实用价值。

脊柱脊髓损伤再生修复与功能
重建研究的临床推广应用

主要完成人 程黎明 孙 毅 李思光 薛志刚 曾至立 朱融融 王启刚
靳令经 于 研 朱 睿
完成单位 上海市同济医院、同济大学

内容简介：

脊柱脊髓损伤在全球已呈现高发生、高致残、高耗费和低龄化的"三高一低"局面,损伤后脊柱结构功能重建及脊髓神经功能修复迄今仍是医学难题。脊柱损伤存在手术创伤大、手术指征与方式选择标准不一,脊髓损伤后存在神经功能恢复困难、康复治疗方案和时间窗不确定等临床问题。本项目历时 10 余年,聚焦于脊柱脊髓损伤修复重建关键问题,通过多学科交叉合作开展了脊柱损伤机制与结构功能重建生物力学研究,同时开展脊髓损伤再生修复相关系列生物学研究,提出并构建"外科＋康复"一体化脊柱脊髓损伤临床救治模式,设计了伤椎重建的系列新术式,建立了脊柱脊髓损伤控制与全过程康复体系,并在临床应用推广。本项目相关在获得 2013 年上海市医学科技奖一等奖后,团队继续深入脊柱脊髓损伤的基础研究,取得突破性进展,收获新的项目资助及奖项荣誉,通过人才培养和梯队建设提升团队整体实力,并依托项目成果建成脊柱脊髓损伤再生修复教育部重点实验室。项目的创新点有以下几点。

1. 率先采用有限元动态分析法结合尸体标本力学测试,阐明胸腰椎爆裂性骨折的损伤机制,证实经椎弓根伤椎重建新术式的力学合理性;采用双平面 X 线在体动态成像系统,构建人体动态脊柱模型以评估运动学功能,为临床伤椎重建的新术式开展和新器械研发提供了生物力学理论基础。

2. 发现损伤早期微环境调控相关基因的表达,揭示人类胚胎早期决定细胞分化与发育调控的候选关键基因群,发现脱氧核糖核酸甲基化转移酶对神经干细胞分化方向及增殖速度的调节作用,以及血管内皮生长因子联合成纤维细胞生长因子对室管膜区静息态神经干

细胞的激活作用。构建出可促进干细胞更新和干性维持的层状双氢氧化物纳米颗粒，及多种适用于三维打印修复脊髓损伤的功能材料，为干细胞再生修复脊髓损伤及全过程康复新策略提供了有力的理论依据。

3. 提出"在保证重建稳定性的前提下，尽可能保留脊柱运动节段功能"损伤控制策略，开展了伤椎单/双侧置钉术、伤椎椎体增强术及伤椎置钉联合椎体增强术的系列伤椎重建方案，构建了"外科＋康复"的一体化临床救治模式，建立脊柱脊髓损伤全过程康复体系。

项目完成单位是上海市同济医院，依托骨科实施临床研究。同济医院目前以干细胞再生科学及转化医学作为重点方向，配备了国际一流水平的干细胞实验科研平台，引进了多位干细胞及神经科学研究领军人物，进行相关的干细胞学和分子生物力学等基础实验研究；第一完成人是国家重点研发计划首席科学家、百千万人才工程国家级人选、有突出贡献中青年专家、上海市领军人才；发表论文百余篇，其中包括 *Nature*、*Cell*、*Nature medicine*、*Cell Stem Cell* 等杂志上发表 SCI、EI 论文 40 篇，中华核心期刊 30 余篇；授权发明专利 8 项；主编著作 2 部，参编著作 10 余部；获得上海市科技进步奖一等奖、上海医学科技奖一等奖、上海市优秀发明奖金奖等省部级奖励 10 余项；主办国家级学习班 4 次和会议交流百余次；成果在上海长征医院、复旦大学附属中山医院、河北医科大学第三医院等国内百余家骨科知名医院推广应用，受益患者逾 5 万。

慢性疲劳综合征中医学心身综合诊疗方案推广与应用

主要完成人 张振贤 黄 瑶 何燕铭 陈若宏 张 敏 陈 敏 吴丽丽
蔡之幸
完成单位 上海中医药大学附属岳阳中西医结合医院

内容简介：

慢性疲劳综合征(chronic fatigue syndrome，CFS)是以慢性疲劳为特征，伴躯体症状、认知功能损害、情绪障碍等症候群，其发生与持续不良慢性应激密切相关。至今，CFS 发病机制尚无明确，治疗亦无确切疗法。项目组从 CFS 负性情绪特征与中枢发病机制入手，提出心身同治的"音药结合"中医学心身综合诊疗方案，进行临床推广应用，取得了良好的临床疗效与社会反响。项目创新点如下。

1. 提出负性情绪为影响 CFS 病程、预后且加重患者躯体疲劳的重要危险因素——首次系统调查 CFS 病理性中医学易患体质以及社会心理危险因子、中医学证型分布；开展了 CFS 负性情绪临床症状特征研究；发现 CFS 具有"疲郁同病"特征；率先开展 CFS 负性情绪中枢机制研究。

2. 创新提出中药养形、音乐怡神的"音药结合"中医学综合诊疗方案——提出"音药联合""心身同治"的早期干预体系，通过中医药调整病理性中医学易患体质，五行音乐缓解不良情绪，达到缓解症状、延缓 CFS 发展、改善疾病转归的目的，体现"治未病"思想。形成慢性疲劳综合征的分阶段中医学心身综合诊疗方案，有效逆转 CFS 的发展及转归。

3. 方法创新：结合量表、HPA 轴激素检测、BOLD‐fMRI、1H‐MRS、P300 等方法，多维评价 CFS；阐明 CFS 负性情绪中枢发病机制；验证"音药结合"治疗方案疗效与增效机制。

本项目获得国家级课题 3 项、市局级课题 3 项，学科成为国家中医药管理局重点学科"治未病学"。形成的科研成果在院内外实施多年，形成规范化推广方案在上海、北京、陕西、江苏、云南等 15 家医院得到推广应用,治愈率达 90.37%,中药治疗率达 100%,音药结合治疗率达 95.24%;举办相关全国继续教育学习班 3 次,获得国家发明专利 1 项,申报 1 项,发表代表性学术论文 20 篇,他引 196 次,其中 SCI 收录论文 1 篇,被他引 2 次,培养研究生 16 名,进修生 30 人,每年举办科普讲座 10 次以上,参与人数达 2.5 万人次,取得了广泛的社会效应和良好的经济效益。

脑卒中后脑损伤重建机制及康复
治疗三级模式的应用推广

主要完成人 朱玉连 吴 毅 白玉龙 姜从玉 吴军发 田 闪 胡瑞萍
徐冬艳 吴 澄
完 成 单 位 复旦大学附属华山医院

内容简介：

　　自 2013 年以来本课题组将"脑卒中后脑损伤重建机制及康复治疗三级模式"研究内容继续深化拓展，不断补充完善脑卒中康复新技术、新思想和新理论，相关研究成果进一步在各个层面深入推广应用，使得本研究成果得到了更多医务工作者和患者的认可。

　　1. 课题组牵头将脑卒中康复中临床证据最多、患者获益最大、效果最为明显的运动、言语、吞咽和认知功能康复治疗技术推广并进行规范化应用，以期实现脑卒中康复在全国尤其是上海地区的治疗标准化，三级医院-基层医疗康复一体化，从而更加完善"三级-二级-社区医疗机构"的三级康复网络，建立脑卒中后功能障碍关键康复技术优化及规范化方案，并逐渐推广到上海以外的其他地区。项目成果通过各种形式在全国 257 家医疗机构进行推广。

　　2. 课题组发表论著 80 多篇(其中 SCI 收录论文 30 篇)，代表性论文 20 篇，共计被他引 245 次，最高单篇 35 次。各完成人在国内重要学术会议发言共计 14 次。

　　3. 作为全国康复医学住院医师和治疗师规范化培训基地，举办"急性脑血管病后三级康复技术推广"学习班及"康复医学新技术与脑卒中康复治疗技术"学习班共 19 次。受训人员来自全国 153 家单位，近千人次。

　　4. 通过国家自然科学基金科普项目完成科普图书《康复是一缕阳光》以及脑卒中患者康复的治疗技术视频，发行近万册；开通华山康复医学科微信公众号，累计发表科普类文章 39 篇，总阅读量 20 000 次以上。

　　5. 与上海人民广播电台、上海电视台的《名医坐堂》《第一诊室》等科普栏目合作，向公众普及脑卒中的最新康复治疗理念和技术。

6. 课题组成员组织和参与了多次义诊活动:自 2013 年至今,组织了"康复是一缕阳光"志愿者团队,在街道、社区和福利院进行不间断的志愿康复科普服务,并多次赴云南省腾冲市、甘肃省、陕西省富平县和江西省兴国县等革命老区进行义诊科普活动,向当地医务工作者和患者及家属介绍"脑卒中三级康复"模式。每年 9 月份积极组织和参加上海市医学会物理医学与康复学专科分会"架起彩虹桥,康复治疗进社区"系列义诊活动,获得了良好的社会反响。

7. 第一完成人在 2014 年获上海市医学会"十佳康复治疗师",2015 年获中国康复医学会首届全国"十佳康复治疗师",2017 年获中国康复医学会"优秀康复治疗师"等荣誉称号。

子宫内膜癌及癌前病变保留生育功能的临床-基础转化研究及应用

完成单位	复旦大学附属妇产科医院
主要研究人员	陈晓军　罗雪珍　张箴波　朱　勤　张宏伟　马凤华　刘　佳　余　敏　孙　莉 吕巧英　杨冰义　单伟伟　宁程程　谢冰莹　程亚丽　李　冰　谢利莹　徐郁慧 顾　超　柏明珠　王　超　周先荣　丰有吉
任务来源 （批文号）	1. 上海市卫生计生系统百人计划 No. 2017BR035 2. 上海市科委医学引导项目 No. 17411961000 宫腔镜评估/个体化治疗系统在子宫内膜癌及不典型性增生保留生育功能治疗中的作用 3. 国家自然科学基金面上项目 No. 81671417,项目名称:巨噬细胞通过炎症因子级联放大效应增加子宫内膜雌激素敏感性的机制 4. 国家自然科学基金 No. 81370688 GPR30 基因羟甲基化调控在胰岛素诱导子宫内膜异常增生中的作用及机制 5. 上海市科委重点项目 No. 13JC1401300 GPR30 基因羟甲基化调控在胰岛素诱导子宫内膜癌发生中的作用及机制研究 6. 上海市科委医学引导项目 134119a4500 二甲双胍联合孕激素治疗合并胰岛素抵抗的子宫内膜不典型性增生 7. 国家自然科学基金 No. 30900901 PI3K/AKT 非经典途径调控孕激素对子宫内膜癌增生的促进作用
研究起止时间	2013.1～2017.12
鉴定日期	2018.10.11
组织鉴定单位	上海市卫生健康委员会
成果水平	达到该领域的国内领先水平
主题词	子宫内膜癌　子宫内膜不典型　胰岛素抵抗

内容简介:

本项目围绕子宫内膜病变规范化诊治和保留生育功能开展了临床和基础转化研究和应用。

首先建立了国内首个内膜病变专科门诊和保育多科门诊,开展大量科普宣传,建立并推广了一系列内膜病变诊治红房子规范。

建立了内膜病变临床数据库,通过对 800 余例子宫内膜癌和癌前病变分析发现胰岛素抵抗在子宫内膜增生性病变早期即已出现,并且是影响内膜癌保留生育疗效的不良预后因素。

基于临床发现通过机制探索首次提出了胰岛素抵抗慢性炎症环境下,局部免疫微环境在调控子宫内膜雌激素敏感性中的重要作用。内膜局部巨噬细胞浸润增加通过炎症因子介导的表观遗传修饰上调子宫内膜雌激素核受体增加子宫内膜雌激素敏感性。孕激素受体表达下调与表皮生长因子受体(EGFR)和存活蛋白(survivin)通路过度激活,孕激素通过非经典途径上调 PI3K/AKT 通路;后者上调 Gankyrin 蛋白和肥胖基因,等都是导致孕激素耐药的重要机制。

基于以上发现,开展了胰岛素增敏剂二甲双胍联合孕激素治疗子宫内膜癌的随机对照临床试验。

通过临床基础转化研究及临床应用的开展,复旦大学附属妇产科医院子宫内膜病变专科门诊就诊量 2018 年上半年达 2 200 例,内膜癌和不典型增生保留生育功能治疗完全缓解率分别达 95.7% 和 97.4%,妊娠率 45%。高于国际普遍报道的 70%～80% 完全缓解率。

基于中医护理适宜技术的社区老年
2型糖尿病患者家庭护理模式研究

完成单位	上海中医药大学
主要研究人员	吕伟波　张翠娣　周　洁　程康耀　沈　磊　王　燕　吴佳玲　高　媛　肖　月
任务来源 （批文号）	上海市卫生和计划生育委员会（201440491）
研究起止时间	2015.1.1～2018.9.30
鉴定日期	2018.10.11
组织鉴定单位	上海市卫生健康委员会
成果水平	国内先进水平
主题词	2型糖尿病；老年；护理；中医适宜技术

内容简介：

　　本项目探讨在社区居家老年2型糖尿病（T2DM）人群中推广中医穴位按摩方案，建立一个科学、可行、高效的全程护理干预和患者自我管理相结合、管理机构（社区卫生服务中心、居委会）和管理方式（健康教育和随访）相结合的"两位一体"老年T2DM患者家庭护理模式，在社区居家老年T2DM患者中开展系统干预，从患者知识知晓率、自我管理水平、生存质量等方面评价该家庭护理模式的应用效果。

　　研究结果发现，社区居家老年T2DM患者的糖尿病知识、自我管理水平、生活质量和血糖控制普遍处于较低的水平；经过现况调查、理论研究、文献分析、德尔菲专家咨询、专家小组会议的基础上形成的《老年2型糖尿病患者"两位一体"家庭护理模式》在社区的实践效果显示老年T2DM患者的糖尿病知识水平、自我管理行为总分、血糖监测和处理能力、心理/精神生存质量、社会生存质量等方面均有显著提高；但患者的依从性不够理想；另有部分维度的提升效果未达到统计学上显著差异的水平。

　　此项目成果已发表论文5篇，培养毕业护理专业学位硕士研究生1人，在社区卫生服务中心开设糖尿病中医学护理特色门诊，形成一支稳定的临床和科研团队。

脑卒中后经口进食困难护理
方案的构建和实证研究

完成单位	复旦大学附属华山医院
主要研究人员	蒋　红　汪　婷　张　露　张秀英　徐　雲　刘华华　王　亮　刘景芳　朱玉莲
任务来源 （批文号）	1. 上海市卫生计生系统重要薄弱学科建设项目（神经科护理），编号：2015ZB0301 2. 复旦大学护理科研基金资助项目，编号：FNF201412 3. 复旦大学护理科研基金资助项目，编号：FNF201511 4. 复旦大学护理科研基金资助项目，编号：FNF201607 5. 复旦大学护理科研基金资助项目，编号：FNF201726
研究起止时间	2014.9.1～2018.9.30
鉴定日期	2018.10.11
组织鉴定单位	上海市卫生健康委员会
成果水平	国内领先
主题词	脑卒中；进食困难；吞咽障碍；进食评估；营养评价

内容简介：

本项目聚焦于神经护理领域，关注脑卒中后患者进食困难问题。

我国每年新发脑卒中约 200 万例，幸存者中 70％以上留有后遗症。脑卒中致脑局部循环障碍，常引起一系列生理和心理功能障碍，进食作为最基本的日常活动常受影响，从而引起进食困难。脑卒中后患者进食困难发生率达到 36％～84％。目前，仅关注吞咽功能的评估，常忽略患者摄食困难和精力/食欲下降，使营养不良在脑卒中后常发生。目前，国内尚未使用脑卒中后进食困难评估工具及构建护理干预方案的研究。

本项目率先引进简易进食观察表-Ⅱ（Ch－MEOF-Ⅱ），进行汉化对脑卒中后患者进食困难评估；同时以上海市部分医院为研究场所开展 MEOF-Ⅱ量表的临床应用，调查脑卒中进食困难的发生情况、评价脑卒中后患者的营养状况，系统分析脑卒中后进食困难的影响因素。并率先在评估的基础上以进食困难概念为框架，基于循证形成脑卒中后经口进食困难护理干预方案，从影响进食的摄食困难、吞咽困难和精神心理因素等进行干预，对脑卒中住院患者进食行为与住院期间营养状况的影响进行探讨，采取针对性的个体化干预措施，有效地改善脑卒中患者进食和营养状况，达到脑卒中后进食困难规范化护理。

应用发光细菌法开展PM2.5 细颗粒物的生物毒性研究

完成单位	浦东新区疾病预防控制中心
主要研究人员	奚 晔　郝莉鹏　詹 铭　黄云彪　于 娟
任务来源 (批文号)	上海市卫生计生委科研课题计划资助项目(201440054)
研究起止时间	2015.01～2017.12
鉴定日期	2018.10.15
组织鉴定单位	上海市卫生健康委员会
成果水平	国内领先
主题词	发光细菌;PM2.5;毒性当量;毒性指数

内容简介:

大气中PM2.5细颗粒物是指空气动力学直径≤2.5 μm的颗粒物,可通过呼吸沉积在肺泡。近年来研究表明,细颗粒物具有明显的毒性作用,可引起机体呼吸系统、免疫系统等较为广泛的损害。随着大气中细颗粒物的广泛监测,PM2.5细颗粒物的日均浓度以及 *AQI* 指数越来越受到关注。但是缺乏对PM2.5细颗粒物毒性描述的指标。随着技术的发展,有毒物质生物毒性的测定与评价方法不断建立。发光细菌检测法是一种简单快速的生物毒性检测方法,用以反映环境中有毒物质的综合毒性。该方法的原理是在一定浓度范围内,污染物的浓度与发光细菌的相对发光抑制率存在剂量-效应关系。研究表明,PM2.5细颗粒物是一种表面吸附金属成分、多环芳烃、硝酸盐、硫酸盐等不同化学组分的混合体。因此,发光细菌法可适用于PM2.5细颗粒物综合生物毒性的研究。本研究通过采集PM2.5细颗粒物样品,采用商品化的发光细菌来探究PM2.5细颗粒物的毒性特征,以获得一种大气PM2.5细颗粒物生物毒性的综合评价方法。利用发光细菌对重金属、含氮杂环化合物等物质毒性敏感的特性,采用定量发光细菌法来测试PM2.5细颗粒物的生物毒性。并以毒性指数反应大气中PM2.5颗粒物的污染程度和生物毒性,是对现有PM2.5日均浓度和AQI指数的补充。但毒性指数的时间、空间分布特征还有待进一步研究。

新生儿先天性心脏病双指标
筛查法的研发与推广

完成单位	复旦大学附属儿科医院
主要研究人员	黄国英　晓　静　赵趣鸣　胡晓静　贾　兵　彭咏梅　葛小玲　刘　芳　严卫丽
任务来源 （批文号）	上海市第三轮公共卫生体系建设三年行动计划（沪府办发 2011－55） 卫生部临床学科重点项目（卫规财函 2010－239）
研究起止时间	2011.1～2018.10
鉴定日期	2018.11.21
组织鉴定单位	上海市卫生健康委员会
成果水平	国际领先的创新型成果
主题词	先天性心脏病;筛查;新生儿

内容简介：

先天性心脏病（简称先心病）是最常见的出生缺陷,是我国婴幼儿死亡的重要原因,早期发现、及时干预对改善预后至关重要。本项目历时 8 年,在国际上首次提出"双指标法"筛查新生儿先心病,在国内评估了"双指标法"筛查新生儿先心病的可行性,创建了可推广的新生儿先心病筛查干预体系,并先后转化为上海市和国家公共卫生政策,推动了我国公共卫生服务的进步。发表论文 13 篇（8 篇发表在 *Lancet*、*Pediatrics* 等国际顶级医学期刊,影响因子 57.40 分）,被引用 129 次,应邀学术讲座和论文报告 40 余次。曾获上海市妇女儿童发展研究成果政策建议奖一等奖、上海市研究生优秀成果、美国新生儿基金会全球创新奖。2017 年 1 月 1 日至 2018 年 6 月 30 日期间,上海市筛查新生儿 282 142 名,筛查率 99.27％,已明确诊断先心病 948 例,其中 187 例及时转诊至 4 个诊治中心接受手术治疗。2018 年,国家卫健委决定将先心病纳入我国新生儿筛查疾病谱,指定本项目组承担新生儿先心病筛查国家级项目办公室职能,负责全国师资培训、质控和督导以及数据汇总、分析和上报等工作。目前,已经在全国 25 个省/市/自治区推广"双指标法"筛查新生儿先心病,从而实现了先心病的早期发现、早期诊断和合理干预,改善了先心病患儿的预后和生活质量、减轻了社会和家庭的经济和精神负担,产生了巨大的社会效益。

小和微小肝癌影像学诊断及肝癌
生物学行为的系统影像学研究

完成单位	复旦大学附属中山医院
主要研究人员	曾蒙苏　饶圣祥　樊　嘉　杨　春　丁　莺　陈财忠　吴　东　徐鹏举　李若坤 盛若凡　杨　丽　王文涛
任务来源 （批文号）	自选课题
研究起止时间	2012.1～2018.8
鉴定日期	2018.12.10
组织鉴定单位	上海市卫生健康委员会
成果水平	国际领先水平
主题词	微小肝；肝癌；诊断

内容简介：

一、钆塞酸二钠（Gd-EOB-DTP）在小和微小肝癌中的诊断价值

1. 推荐的适用人群：①不典型的 HCC；②血 AFP 进行性升高；③拟行根治性治疗的患者；④结节性质鉴别。

2. 推荐的扫描序列及流程：①动脉期图像质量优化：采用快速平行梯度回波序列多期动脉期扫描；②肝胆特异期成像延迟时间 20 分钟，翻转角 20°～40°。

3. 术前诊断小和微小肝癌影像诊断标准及要点：eHCC 在 T_1WI 上多呈等、低信号，偶呈稍高信号，在 T_2WI 上大多呈稍高信号，多期动态增强动脉期常强化不明显，而在肝胆特异期呈明显的低信号。随访中出现以下征象时，则高度提示癌变：①T_2WI 上结节信号变高；②出现"结中结"；③(假)包膜形成；④扩散明显受限；⑤动脉血供明显增加等。其中，动脉期动脉血供增加是提示或倾向于 eHCC 的最重要征象。sHCC（约 85%）常呈现典型特征性多期动态增强，即"快进快出"强化方式，因而称为富血供 sHCC，且肝胆特异期呈明显低信号。

然而,仍有约 15% 的 sHCC 增强动脉期常强化不明显,称为乏血供 sHCC,若在 Gd‑EOB‑DTPA 增强 MRI 肝胆特异期呈低信号改变,则更有助于 sHCC 诊断。

二、术前肝癌生物学行为的评价指标

基于 ADC 图的直方图可以用于评价高表达及低表达 K16 HCC。在肝癌的微血管侵犯的术前预测中:平均峰度值的临界值为 0.917;ADC 的临界值为 $1.227 \times 10^{-3} \ mm^2/s$;CT 灌注的 3 个参数 PVFtumor、ΔPVF 和 rPVF 均可以用于预测 MVI。

项目创新点:①系统性地阐述了新型 Gd‑EOB‑DTP 对比剂及最新的影像技术磁敏感加权成像于术前诊断小和微小肝癌的研究成果(包括适用人群、扫描方案及诊断标准),提高了小和微小肝癌的检出率及诊断正确率;②于国内、外首先使用灌注成像,Gd‑EOB‑DTPT$_1$ mapping 成像,扩散峰度成像及影像组学综合评价治疗前、后肝癌生物学行为,为预测肝癌患者预后提供预测指标,对肝癌患者制定个体化及精准治疗方案起到决定性作用。

肺癌早诊、复发和转移评估
相关的基础和临床研究

完成单位	复旦大学附属中山医院； 中国科学院上海微系统与信息技术研究所； 大连医科大学附属第二医院； 广州医科大学附属第一医院
主要研究人员	白春学　毛红菊　卢韶华　王向东　王　琪　周承志　黄　威　杨达伟　高安然
任务来源 （批文号）	"国家重大科学研究计划"中国科学院上海微系统与信息技术研究所项目首席科学家 "中国肺癌诊断生物标志物谱（LCBP）多中心临床试验"，ClinicalTrails. gov 编号：NCT01928836。 "评价生物电导扫描仪临床应用有效性和安全性的前瞻性、多中心、开放、自身对照试验"，ClinicalTrail. gov 编号：NCT02726633， "基于移动终端观察肺结节患者的前瞻性临床研究"，ClinicalTrails. gov 编号：NCT02693496。
研究起止时间	2013. 01～2017. 12
鉴定日期	2018. 12. 12
组织鉴定单位	上海市卫生健康委员会
成果水平	国际领先
主题词	互联网＋医疗；技术架构；功能设计；关键技术环节

内容简介：

　　肺癌是中国发病率最高、病死率最高的恶性肿瘤之一。5 年生存率仅 15.6％的主要原因是早期诊断水平低。为解决这一问题，我们进行顶层设计，明确提出将肺结节作为早期诊断突破口，提出"端口前移，重心下沉"的顶层设计，并以"一项共识，一项指南，一张网，一个工程"作为基础，落实精确、准时、共享和个体化的精准医学精神，做好了学术引领，科技创新和智能惠众的相应工作。

　　1. 顶层设计：通过物联网医学技术，将目前早期肺癌水平高低不一的手工业作坊式影像学诊断方法,提高为同质化国家和亚太标准的流水作业工程。

2. 学术引领:①流行病学研究:通过总结中国发病率、病死率、存活率,提出解决问题办法,端口前移,重心下沉;②制定共识:通过"顶层设计,学术引领,科技创新,智能惠众"优势,不但研发科技创新技术,使得肺结节早诊变为实时、便捷、科学,协助制定中国共识,规范临床工作,同时制定亚太指南。这些创新有利于扩大中国影响,将"医学中国制造"改为"医学中国智造";③著作,培养人才:出版相关著作 10 部,包括统一规划大学生教材、物联网分级诊疗、实用内科学;培养人才:在国内外培养大量人才,在世界最大的学会获奖。

建立一种高产和量产组织芯片制作技术

完成单位	复旦大学附属中山医院
主要研究人员	侯英勇　徐　晨　蒋冬先　王海星　胡　沁　宋　琦　黄　洁　宿杰阿克苏 纪　元　卢韶华　侯　君　石　园
任务来源 (批文号)	上海市卫生局课题(2009020)；上海市科技创新行动计划(11140902502)；上海市科委医学引导项目(11140902502)；上海市申康中心(SHDC12014105)；上海市卫生计生系统重要薄弱学科建设(2015ZB0201)
研究起止时间	2008.01～2018.10
鉴定日期	2018.12.12
组织鉴定单位	上海市卫生健康委员会
成果水平	国内领先水平,部分达到国际先进水平
主题词	Geographicals；Health Services Administration

内容简介：

　　该研究项目完成并建立高产组织和高产细胞芯片技术,尤其建立了不仅节约人力物力还能够实现量产的组织芯片技术。

　　研究组建立的方法突破了组织芯片高产和量产的瓶颈,1条组织可以获得2 000张芯片,由此推算1 g组织可以获得3万张芯片,1个脏器可以获得数百万张芯片,发掘了组织芯片的组织来源,将废弃组织变为宝贵资源。

　　该研究组在组织芯片的制作上形成了系列方法,国内未见报道,在制作组织芯片时能对新鲜组织、固定组织、石蜡包埋组织以及细胞进行处理,不受组织状态影响。因此,制作模式最多(4种),部分方法为国际上首先报道,如直接从新鲜组织和福尔马林固定组织开始制作组织芯片等。上述研究共发表研究论著12篇。其中SCI收录10篇,7篇被引用51次,被他引37次。申请发明专利和实用新型专利8项,获得发明专利和实用新型专利5项,转化专利3项,正在转化专利1项,培养博士生3名,硕士生8名。并通过举办学习班和会议进行交流,通过转化专利进行商业化推广。研究成果对组织芯片的普及应用和充分发挥价值起到了一定的推动作用。